D1729542

Linksseitige Nasen-Lippenfalte
Beschreibung bei Bild 17

'Lachfalten'
Beschreibung bei Bild 41

Mäßige Unterlidschwellung
Beschreibung bei Bild 42

Falte im unteren Ohrläppchen
Beschreibung bei Bild 10 + 11

H.-D. Bach

Sprechende Gesichter

Erkenne das Antlitz und hilf dem Körper

65 Farbfotos

Mit biologischem Therapiewegweiser

Ein 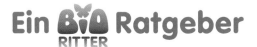 Ratgeber

Bach, H.-D.
Sprechende Gesichter
Erkenne das Antlitz und hilf dem Körper

7. Auflage 2001
19.–24. Tausend

Fotonachweis:

Bild 35 + 36
Aura Imaging Systems – Martina Gruber
D-74629 Pfedelbach-Gleichen

Bild 37
COLORPLATE® Strahlenbild – Dr. rer. nat. Dieter Knapp
D-64658 Fürth/ODW

Alle übrigen Bilder
H.-D. Bach
D-48291 Telgte

Gestaltung, Satz, Umschlagdesign:
Communication, Christian Korn, 82393 Iffeldorf

Druck:
SKN Druck und Verlag, Norden

© 1996 BIO RITTER GmbH, Verlag und Versand, 82327 Tutzing / Starnberger See

Printed in Germany
ISBN 3-920788-36-2

INHALT

Statt eines Vorwortes

Dieses Buch wäre ohne meine Frau Irene nicht geschrieben worden. Ihrer Meinung nach kann ein Mensch, der seine Falten und sichtbaren Erscheinungen der Haut betrachtet, selbst seine Stärken aber auch seine Schwachstellen erkennen. Denn, wer könnte besser Gesundheitsvorsorge betreiben, als der Betroffene selbst. Nur wer seine kritischen Punkte sieht, kann vorbeugend frühzeitig Gefahren abwenden.

Eine Veränderung der Lebensumstände ist oft unabdingbar. Bei hartnäckigen Beschwerden rät sie, einen tüchtigen, ganzheitlich orientierten Behandler aufzusuchen, der durch seine Maßnahmen nicht noch weitere Schäden setzt.

Irene hat mit ihrem kritischen und gesunden Menschenverstand darauf geachtet, daß der Text dieses Buches knapp, präzise und verständlich ist. Ihr ist zu danken, daß ich mit diesem Buch nicht zu fachlich, nicht zu "wissenschaftlich" geworden bin und mich nicht im Detail verloren habe. "Wer zu dicht vor dem Mosaik steht, erkennt nur Teile davon", sagt sie. "Erst der richtige Abstand macht das Bild deutlich. Nur das ganze Bild ist Wahrheit, wenn auch eine einfache Wahrheit, die uns aber helfen kann, besser mit uns und unserem Leben zurechtzukommen."

Daß sie auf einfache Verständlichkeit besonders geachtet hat, dafür danke ich ihr.

H.-D. Bach

Kapitel 1

Falten,
ererbt und erworben

• Gesichtsfalten als zuverlässige Indikatoren • Ergänzende
Zeichen des Körpers • Grenzen der Diagnose • Was das Äußere
des Körpers vom Inneren verrät

Die sprechenden Falten

Sie fehlen beim Kind,
sie zeichnen die Alten,
wo Zeit verrinnt,
da wachsen die Falten.

Der Eitle wird durch Falten bang,
der Kluge liest sie mit Geschick,
kennt das Gesunde, weiß was krank,
er sieht es gleich mit einem Blick.

H.-D. Bach

Falten, ererbt und erworben

Gesichter sprechen durch Falten, Falten verleihen dem Träger sein unverkennbares Profil. Einige von ihnen werden ererbt, andere im Laufe des Lebens erworben.

Ein Mensch, der viel denkt, aktiviert seine Stirnmuskulatur. Die Ränder der langsam anschwellenden Muskulaturen hinterlassen an ihren Schnittpunkten Falten. So entstehen die waagerechten Stirnfalten.

Konzentriert sich solch eine Person auch noch außerordentlich häufig oder beobachtet immer sehr scharf, so werden die Zonen in der Nähe des konzentrierten Blickes angespannt. Hier entwickeln sich oben zwischen den Augenbrauen Steilfalten über der Nasenwurzel.

Ein Mensch, der viel lacht, produziert die sogenannten "Lachfalten" neben den Augen. Ist er aber ständig verbittert oder mißtrauisch, bilden sich seitlich an den Mundwinkeln steil nach unten weisende Falten.

Andere Gesichtsfalten wie z.B. die Nasen-Lippenfalten oder die steile Kinnfalte unterliegen gar nicht oder nur wenig dem Minenspiel. Diese Falten wurden weitgehend ererbt.

Gesichtsfalten zeigen die Veranlagung und dem Kundigen sogar den Ausbruch von Krankheiten an. Denn nicht selten verursacht ein krankes Organ an ganz anderer Körperstelle ein Symptom. Die Zeichen der Natur geben im Antlitz die Hinweise über die oft verborgene Störquelle.

Neben den Falten müssen aber auch die Hautfärbung, die örtlichen Rötungen, Verfärbungen oder Blässen und der Zustand des Gewebes beachtet werden. Dieses Buch soll zumindest bei den häufigeren Zeichen dem Interessierten grundlegende wertvolle Hinweise liefern.

Wer sich dann eingehender mit dem Wesen der verschiedenen Krankheiten und noch mehr Antlitz- und Körperzeichen befassen möchte, dem seien die sehr ausführlichen, reich bebilderten Werke "Äußere Kennzeichen innerer Erkrankungen" und "Krankheit und Zunge" empfohlen (beide im BIO Ritter Verlag und Versand, 82327 Tutzing, Starnberger See, erschienen).

Nichts passiert innen, was der Körper nicht außen zeigt

Die Antlitz-Diagnostik ist Jahrtausende altes urmedizinisches Grundwissen und keine willkürliche Betrachtung des Autors. Diese ursprüngliche Diagnostik war der tragende Pfeiler der Medizin. Für unzählige Generationen von Heilern war diese Form der Krankheitsbetrachtung eine Selbstverständlichkeit. Jeder begabte Behandler wußte: "Nichts passiert innen, was der Körper nicht außen zeigt". Diese Naturgesetzlichkeit bedurfte keiner nachdrücklichen Betonung. Naturgesetze sind unverrückbar und ewig gültig. Daß der reife Apfel immer nach unten fällt, ist eine unumstoßbare Tatsache. Die gleiche naturgesetzliche Logik sorgt dafür, daß innere Veranlagungen regelmäßig äußere Kennzeichen prägen.

Es ist überliefert, daß die bedeutendsten Ärzte der Antike und des Mittelalters wie z. B. HIPPOKRATES (460-377 vor Chr.) und PARACELSUS (1493-1541) die Krankheit aus den Gesichtern ihrer Patienten abgelesen haben. Selbst in GOETHES "Faust" heißt es: "Nichts ist drinnen, nichts ist draußen: Denn was innen, das ist außen". Was sich innen - im Körper abspielt - muß dieser außen, also auf der Haut, ebenfalls zeigen.

Diese fundamentale, ganzheitliche Betrachtung ist durch das rasante Aufkommen der Apparate- und Labordiagnostik immer mehr in Vergessenheit geraten. Dennoch: Viele äußere Krankheitszeichen sind so gravierend, daß sie in der Literatur der etablierten Medizin noch heute ihren festen Platz haben. Leider wird hier nur ein kleiner Teil der leicht diagnostizierbaren äußeren Krankheitszeichen in den schulmedizinischen Lehrbüchern beschrieben.

Der größte Arzt der Geschichte, HIPPOKRATES, setzte schon ganz auf das feinsinnige Gespür des Diagnostikers. In seiner Schrift "De prisca medicina" führt er aus: "Man wird kein Maß, kein Gewicht, keine Berechnungsformel finden, auf welche man sein Urteil (Verfasser: er meint die Diagnose) zurückführen könnte, um ihm wirkliche Sicherheit zu verleihen. Es gibt keine andere Sicherheit in unserer Kunst, als die Empfindung."

Aufwendige Diagnoseverfahren haben Grenzen

Daß die Worte des HIPPOKRATES ihre Gültigkeit bis heute nicht verloren haben, beweisen die unzähligen Berichte und Bücher über Fehldiagnosen. Fehldiagnosen sind trotz moderner Geräte und Labors bedrohlich. Das Ausmaß der nachweisbaren Fehldiagnosen bei der ärztlichen Leichenschau sei erschreckend, so auch Professor HANS-JOACHIM WAGNER aus Homburg an der Saar. Bei einer Untersuchung von 13.500 Todesfällen sei die Diagnose in 62 % der Fälle falsch gewesen, darunter 6 % mit verkanntem Fremdverschulden (Mord, Totschlag u.s.w., Ärzte Zeitung vom 07.11.1991).

Der Kölner Pathologe RUDOLF GROSS bestätigte jüngst in einer Studie das Wort des Freud-Schülers ALFRED ADLER, wonach "die häufigste Diagnose die Fehldiagnose ist": Etwa 40 % der von Ärzten angegebenen Todesursachen seien falsch, von den klinischen Diagnosen waren 38 % unzutreffend – und dementsprechend auch die Behandlung der Patienten. An diesen Zahlen hat, wie weitere Untersuchungen zeigten, die Einführung aufwendiger Diagnoseverfahren wie die "Computertomographie" kaum etwas geändert ("Der große Gesundheitskonz", S. 1.020, Randziffer 2412, Universitas Verlag).

Dennoch halte ich es für falsch, klinische Diagnostik einseitig als Apparatemedizin zu verteufeln. Zweifellos existieren hier wichtige medizinisch-technische Entwicklungen. Technische Geräte können oft hervorragende Einsichten bei der Aufspürung von Krankheiten geben. Leider verführen solche Apparaturen zu Übertreibungen und überschätzten Erwartungen. Liefern wir uns bedingungslos den medizinischen Maschinen aus, wird aus dem Heiler schnell ein Techniker. Der echte Heiler sollte mehr vom Menschen als von den Maschinen verstehen.

Chronische Erkrankungen prägen verwaschene Bilder. Diese können von Geräten sehr häufig nicht eindeutig erfaßt werden. Die Deutung dieser Apparateergebnisse ist oft schwierig und je nach Sichtweise, technischem Verständnis und Erfahrung unterschiedlich. Auch Fehler in den hochkomplizierten und anfälligen Geräten liefern falsche Bilder.

Der klinische Behandler kann seine diagnostischen Ergebnisse durch Studium und Beachtung der eindeutigen äußeren Kennzeichen innerer Erkrankungen erheblich verbessern. Zur Blick-Diagnostik könnten Geräte gezielt zur Untermauerung des Befundes eingesetzt werden. Dieses Verfahren spart wertvolle Zeit, reduziert die Kosten und belastet den Kranken wesentlich geringer. Solch ein Vorgehen ist nicht utopisch. Auf der inneren Station des Theresien-Hospitals in Düsseldorf konnte ich unter den Augen des Chefarztes Blick-Diagnostik und "Außenseitermethoden" (Iris-Diagnose) bei Kranken durchführen. Dabei stellte ich meine Verdachtsdiagnose sofort bei Einlieferung des Patienten. Die Treffsicherheit war ausgezeichnet, die Ärzte waren sehr interessiert, kooperativ und aufgeschlossen.

Das Äußere des Körpers verrät sein inneres Befinden

Der Antlitz- und Zungendiagnostiker benötigt keine technischen Hilfsmittel. Solche erfassen ohnehin nur Endzustände, also krankhaft umgewandelte Organe (Verfettungen, Schrumpfungen, Verkalkungen, Tumorbildungen u.a.). Funktionelle Störungen (das Organ ist unverändert, doch die Funktion ist gestört, z.B. verkrampft sich ein Organ, oder es ist "funktionsfaul"), werden in der Regel durch technische Apparaturen nicht sichtbar gemacht. Noch klinisch gesunde, aber geschwächte Organe, können durch die Antlitz- und Zungendiagnostik augenblicklich enttarnt werden.

Auch die krankheitsfördernden seelischen Störungen können durch Diagnose-Geräte nicht erfaßt werden. Der Körper jedoch signalisiert diese Befindlichkeiten regelmäßig. Seelische Verstimmungen wie Angst, Traurigkeit, Haß, Grübelei, psychische Kränkung, Resignation, Wut, Sorgen und andere Wesensmerkmale hinterlassen im Gesicht ganz eindeutige Spuren.

Seit einiger Zeit wird es wieder populär, ein vollständigeres Wissen über äußere Kennzeichen innerer Störungen zu erhalten. So wurden meine diesbezüglichen Lehrbuch-Dokumentationen über Antlitz-, Hand- und Zungen-Diagnostik (BIO Ritter Verlag) im Auftrage des Niedersächsischen Ministeriums für Wirtschaft, Technologie und Verkehr vom Forschungsinstitut der Universität Lüneburg in die "Dokumentation der besonderen Therapierichtungen und natürlichen Heilweisen in Europa" aufgenommen. Diese für ganz Europa geltende Übersicht soll einen wirksamen Beitrag über natürliche Diagnose- und Heilweisen leisten. Die Dokumentations-Bände erschienen 1991 im VGM Verlag für Ganzheitsmedizin, Essen.

Kapitel 2

Nasen-Lippenfalten sind immer verschieden, und Nasenspitzen, Ohren und Lippen machen das Bild deutlich

• Die Verbindung von Nasen-Lippenfalten und Magen • Die Bedeutung fehlender Nasolabialfalten • Was an der "Nasenspitze" tatsächlich abzulesen ist • Worauf dicke oder faltige Ohrläppchen schließen lassen • Form und Dicke der Lippen • Wie sich Leber-Galle-Erkrankungen in Falten zeigen • Zeichen der Zungenspitze

*Und keine Zeit
und keine Macht zerstückelt,
geprägte Form,
die lebend sich entwickelt.*

J.W. von Goethe (1749-1832)

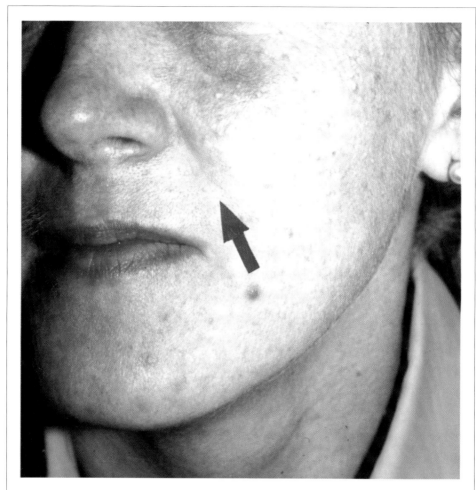

Bild 1:
Die kurze Nasen-Lippenfalte.

Eine *kurze Nasen-Lippenfalte (Nasolabialfalte)* kennzeichnet Menschen, denen sofort "alles auf den Magen schlägt". Dieser empfindliche Magen reagiert z.B. auf Ärger, Aufregung, Schreck oder andere seelische Belastungen mit Verkrampfungen. Diese Verkrampfungen verursachen oft Schmerzen des Oberbauches.

"Liebe geht durch den Magen" sagt ein altes deutsches Sprichwort. Menschen mit "Liebeskummer" bekommen oft keinen Bissen mehr hinunter.

Ein alter Kalenderspruch drückt aus, wie eng das seelische Empfinden mit dem Magen zusammenhängt:

> *Ich habe Dich geliebt*
> *und im Herzen getragen,*
> *nun bist Du verrutscht*
> *und liegst mir im Magen.*

Menschen mit kurzer Nasolabialfalte haben eine erhöhte Sensibilität. So wird auch unkluges Essen und Trinken (Magenüberladungen, zu heißes oder eiskaltes Essen, zu fett oder zu eiweißreich) von ihnen schlechter vertragen.

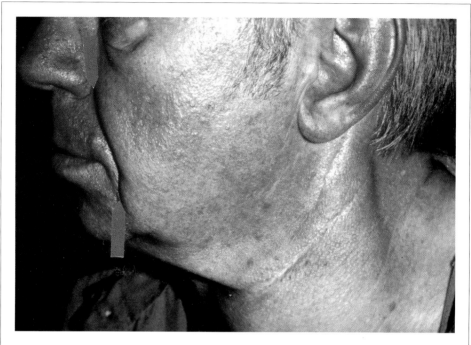

Bild 2:

Ausgeprägte, bis über die Mundwinkel hinabziehende Nasen-Lippenfalte (Nasolabialfalte).

Ausgeprägte Nasolabialfalten ziehen bis zu den Mundwinkeln oder noch tiefer hinab.

Bei langer Nasolabialfalte besteht in jüngeren Jahren meist eine Veranlagung zur Übersäuerung des Magens (Hyperazidität). Kerbt sich die Nasolabialfalte tief in das Gewebe ein, besteht meist Untersäuerung des Magens (Anazidität).

Menschen mit ausgeprägter Nasen-Lippenfalte haben oft das typische "Magengesicht".

Das heißt aber noch nicht, daß diese Personen Magenleiden bekommen werden oder bereits haben. Die Zeichnung des Antlitzes verrät jedoch, daß der Magen ein schwächeres Glied in der Kette der Organe ist. Besonders Zurücksetzungen, Ärger oder Streß lassen dieses schwächste Glied zuerst reißen. Die Intensität und Dauer solcher Belastungen entscheidet dann darüber, ob Magenverkrampfung (Gastralgie), Magenschleimhautentzündung (Gastritis), Magengeschwür (Ulcus) oder gar ein Tumor des Magens auftritt.

Reichen die Nasen-Lippenfalten tief über die Mundwinkel hinab, besteht zusätzlich eine Veranlagung zu Herz-, Gefäß- und Kreislaufbeschwerden.

Menschen, die zu Magen- und Zwölffingerdarmgeschwüren neigen, besitzen meist ein sensibles Nerven- und Gefäßsystem.

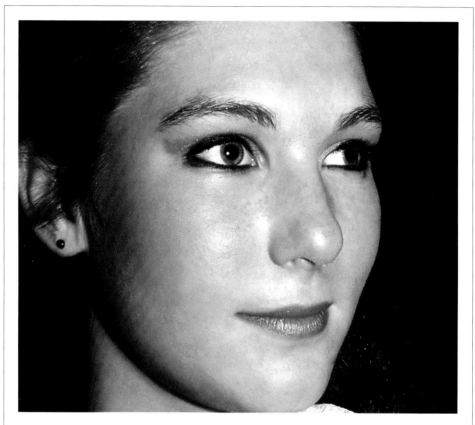

Bild 3:
Fehlende Nasen-Lippenfalte.

Ist die Haut überspannt, so ist ***gar keine Nasen-Lippenfalte*** vorhanden. Dieser Zusammenhang wurde über zweieinhalb Jahrzehnte in der Praxis aufmerksam beobachtet. Diese Menschen sind schnell überspannt. Ihr vegetatives Nervensystem ist außerordentlich empfindlich. Ihre Beschwerden sind meist auf seelische Ursachen zurückzuführen. Im allgemeinen Sprachgebrauch gelten sie als "nervös". Eine behutsame Therapie der Psyche und des vegetativen Nervensystems beseitigt nicht selten ihre Störungen.

Bei längerfristigen oder massiven Beschwerden sollte dennoch auf eine gründliche Untersuchung nicht verzichtet werden.

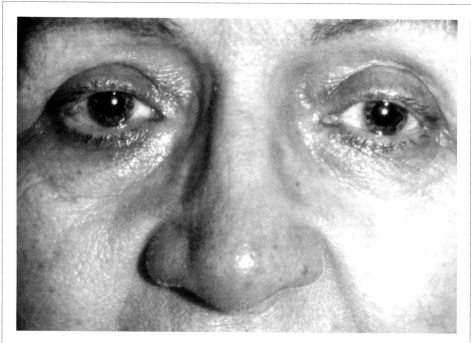

Bild 4:
Rötung der Nasenspitze.

Das untere Drittel der Nase gibt oft noch wertvolle Hinweise über den Zustand des Magens.

Eine **Rötung der Nasenspitze** zeigt oft eine Magenschleimhautentzündung (Gastritis) an. Ist die Rötung flüchtig, so handelt es sich meist um eine nerval ausgelöste Störung. Mit Rückgang der Gastritis schwindet auch die Rötung der Nasenspitze.

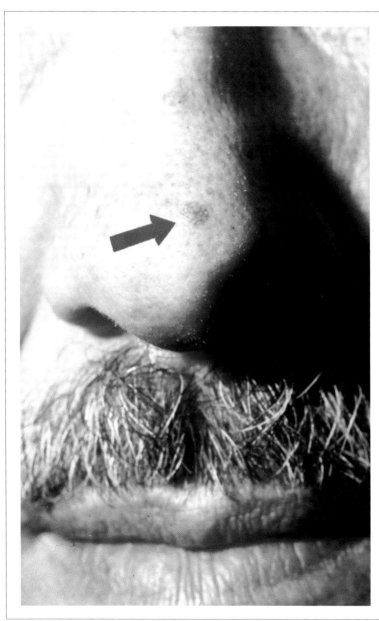

Bild 5:

Rote Punkte auf der Nasen-spitze (sie werden meist durch erweiterte kleine Gefäße gebildet. Diese durchbrechen die Haut).

Finden sich *vereinzelte rote Punkte auf der Nasenspitze*, so weist dies auf örtliche Entzündungen der Magenschleimhaut oder auf Magen- oder Zwölffingerdarmgeschwüre hin. Auch bei Narbengewebe eines abgeheilten Magengeschwüres oder Vernarbungen nach Magenoperationen finden sich häufig die roten Punkte auf der Nasenspitze. Die "roten Punkte" werden durch Gefäßerweiterungen verursacht.

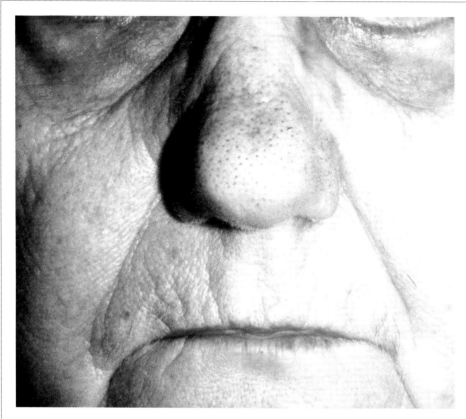

Bild 6:

Die weiße, blasse, zu helle Nasenspitze (Ursache ist eine verringerte Durchblutung).

Eine weiße oder blasse Nasenspitze ist immer ein Zeichen für eine mangelhafte Magenfunktion. Die Magensäurebildung ist vermindert und der Magen entleert sich zu langsam. Regelmäßig besteht bei weißer Nasenspitze eine zusätzliche Kreislaufschwäche. Diese kann von den Gefäßnerven (Vasomotoren) oder vom Herzen selbst ausgelöst werden. Bei Normalisierung des Kreislaufes geht die Hellfärbung der Nasenspitze in der Regel zurück. Sind die Zellen der Magendrüsen noch funktionsfähig, verbessern sich auch die Säurewerte des Magens.

Bei Menschen mit heller Nasenspitze sollte nicht nur der Magen, sondern stets das Herz- und Kreislaufsystem in eine Therapie einbezogen werden.

Häufig verspüren Menschen mit heller Nasenspitze keinerlei Magenbeschwerden. Bei konsequenter Behandlung von Magen und Kreislauf bessert sich aber immer das Allgemeinbefinden.

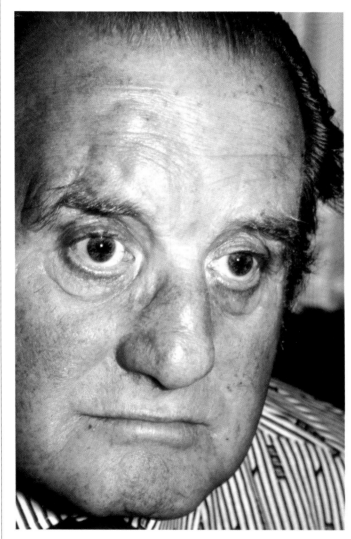

Bild 7:
Die dicke, fleischige Nasenspitze.

Eine dicke fleischige Nasenspitze zeigt eine allgemeine Magenerweiterung an.

Die dicke Nasenspitze verrät auch den Schlemmer und Genießer. Die Magenerweiterung (Gastrektasie) ist die Folge jahre- bzw. jahrzehntelanger Überfüllung des Magens.

Eine Magenerweiterung findet sich auch bei konstitutioneller Bindegewebsschwäche. Schlanke Frauen mit schwachem Bindegewebe tendieren ganz besonders zu Magenerweiterung. Unter dem Röntgenbild sieht der Betrachter oft ein eindrucksvolles Durchhängen des Magens bis ins kleine Becken. Ist der Magen durch Bindegewebsschwäche erschlafft und erweitert, so finden sich meist weitere "Bindegewebsschwächezeichen", wie sie in meinem Buch "Äußere Kennzeichen innerer Erkrankungen" beschrieben werden. Liegt eine Magenerweiterung durch angeborene Bindegewebsschwäche vor, so wird bei diesem Personentyp nur ausnahmsweise eine dicke Nasenspitze angetroffen.

Unabhängig davon, ob der Magen durch Schlemmen überdehnt wurde oder als Folge des schwachen Bindegewebes auftritt, das Endresultat ist gleich oder ähnlich: Die Magenmuskulatur erschlafft und die Magenentleerung ist dadurch verzögert. Durch die lange Verweildauer geraten die Speisen in Gärung und Fäulnis, und Unpäßlichkeit, Völlegefühl oder Druckzustände im Oberbauch peinigen den Kranken. Nicht selten tritt Sodbrennen auf. Hierbei glauben die Kranken, ihr Magen sei übersäuert. Ein erweiterter Magen ist jedoch fast immer untersäuert. Bittermittel regen die Säurebildung und Entleerung des Magens an. Sie beseitigen oft Sodbrennen und Beschwerden.

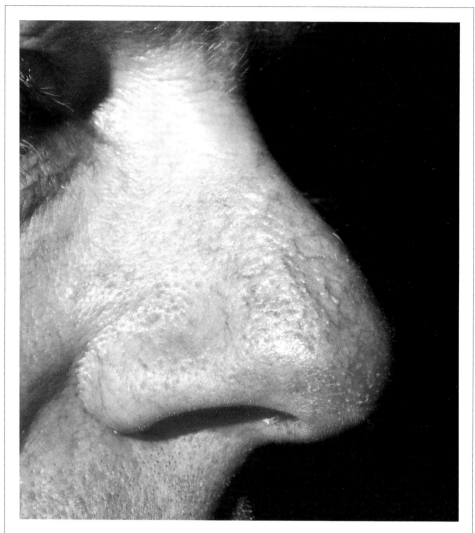

Bild 8:
Die durch Blutstau verfärbte Nasenspitze zeigt rötlich-bläuliche Gefäße.

Auf der Nasenspitze sind feine rötlich-bläuliche Gefäße sichtbar. Dieses auffällige Kennzeichen verrät, daß venöse oder arterielle Gefäße des Magens gestaut sind. Die hierbei fast regelmäßig vorhandene Magenschleimhautentzündung ist Folge der schlechten Blutzirkulation des Magens. Die Nasenspitze reflektiert hierbei den inneren Magenzustand. Sie ist häufig genauso rotbläulich gestaut wie der Magen. Gesundet dieser, normalisiert sich auch die Nasenspitze.

Nur wenn die tiefere Ursache erkannt wird, kann die entzündete Magenschleimhaut wirkungsvoll behandelt werden. Bei Herzschwäche pumpt der Herzmuskel zu wenig venöses Blut vom Magen ab. Auch die arterielle Versorgung mit sauerstoffreichem Blut ist hierbei vermindert.

Bei mangelhafter Leberleistung nimmt diese z.B. zu wenig Pfortaderblut aus dem Magen auf, und die venösen Gefäße bleiben gestaut. Neben anderen Organschwächen sollte auch an einen möglichen Alkoholmißbrauch gedacht werden.

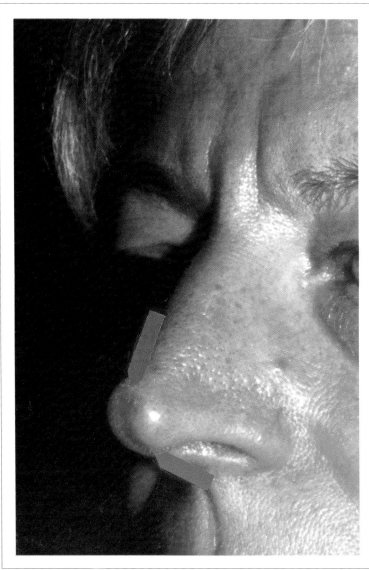

Bild 9:

Die gespaltene
Nasenspitze.

Auch *eine gespaltene Nasenspitze* zeigt, daß der Magen überlang ist und zu tief hängt. Bei gespaltener Nasenspitze ist die Ursache des Langmagens gewöhnlich eine Bindegewebsschwäche.

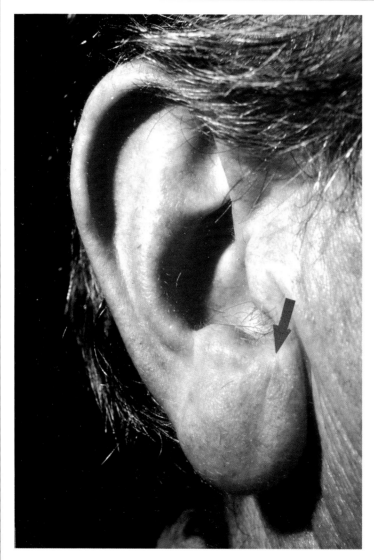

Bild 10:

Ein pralles und dickes unteres Ohrläppchen. Der Betrachter achte auf beginnende oder bereits ausgeprägtere Querfalten des unteren Ohrläppchens.

Ein pralles, dickes unteres Ohrläppchen ist ein sicheres Kennzeichen für Menschen, die gerne und viel essen und an Magenerweiterung leiden. Diese Personen sind meist übergewichtig. Ein dickes unteres Ohrläppchen ist oft mit einer fleischigen Nasenspitze kombiniert. Ich habe beobachtet, daß sich im fleischigen unteren Ohrläppchen sehr häufig Falten bilden. Das Foto zeigt eine beginnende Falte im unteren, dicken Ohrläppchen (Pfeil). Diese signalisiert die durch Magenerweiterung ausgelöste Disposition für krankhafte Magenbeschwerden (siehe Beschreibung bei Bild 11).

Starkes Übergewicht ist oft die Vorstufe von Zuckerkrankheit und Arteriosklerose. Das abnorme Körpergewicht belastet Wirbelsäule und Gelenke übermäßig und fördert Gelenkleiden (Arthritis, Arthrose, Bandscheibenschäden u.a.). Gleichzeitig werden die inneren Organe überlastet, denn diese müssen bedeutend mehr Masse ver- und entsorgen. Auch Herzbeutel-, Bauchspeicheldrüsen- und Leberverfettung tritt mit Übergewicht häufig zusammen auf.

Nicht nur falsche Ernährungsgewohnheiten, auch Bewegungsmangel fördert das Übergewicht.

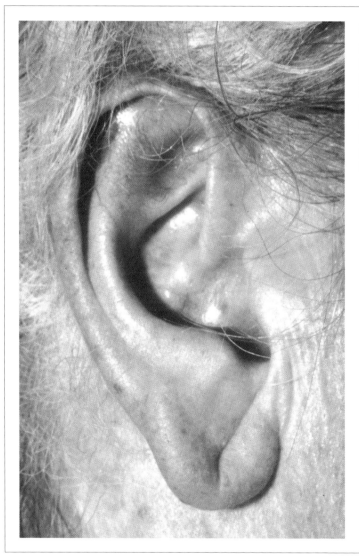

Bild 11:

Die querliegende Falte im unteren Ohrläppchen. Hier knickt sie nach unten ab. Sie kann auch das ganze untere Ohrläppchen gerade durchziehen.

Die querliegende Falte im unteren Ohrläppchen ist relativ häufig.

Anfang der 80er Jahre sorgte sie für Schlagzeilen. Aus den USA kam die Meldung, daß Personen mit dieser Ohrfalte häufig einen Herzinfarkt bekämen. Diese Meldung habe ich skeptisch geprüft. So erklärte ich auf Seite 29 von "Äußere Kennzeichen innerer Erkrankungen", daß ich diese Meldung für nicht zutreffend halte. Ich habe Tausende von Patienten in dieser Hinsicht beobachtet. Bei den meisten Kranken mit durchgemachtem Herzinfarkt fehlte diese Falte. Andererseits wurde bei sehr alten Menschen, die nie einen Infarkt hatten, diese Falte gefunden. Selbstverständlich sahen wir auch Kranke, die einen Infarkt überstanden hatten und diese Ohrfalte aufwiesen. Es konnte jedoch keine Abweichung vom üblichen Durchschnitt gefunden werden. Inzwischen ist es um diese sogenannte "Herzinfarktfalte" wieder ruhig geworden.

Bei der Beobachtung dieses Zeichens am Ohr fiel jedoch etwas anderes auf: Der Großteil dieser Patienten hatte Magenerkrankungen durchgemacht. Bei erfolgreicher Behandlung des Verdauungstraktes reduziert sich der tiefe Einschnitt, die Falte jedoch bleibt bestehen (siehe auch Beschreibung von Bild 10).

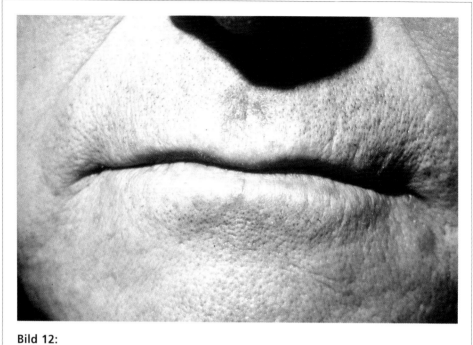

Bild 12:

Schmale Lippen. Die Unterlippe ist fast blutlos (zusätzlich Dickdarm und Blutbild beachten).

Menschen mit extrem schmalen Lippen haben meist einen untersäuerten Magen (Subacidität). Gleiches gilt auch, wenn nur die Oberlippe schmal ist. Auch die Fermente der Bauchspeicheldrüse sind gewöhnlich vermindert, und die Verdauungskraft sinkt. Die nicht durch die Verdauungssäfte aufgeschlossenen und resorbierten Nahrungsstoffe gären und faulen im ca. 37 Grad warmen Darmmilieu. Die Gasbildung ("Luft im Bauch") verursacht Völlegefühl oder Unpäßlichkeit. Die im faulenden und gärenden Speisebrei entstehenden Darmgifte können die Darmschleimhäute reizen und entzünden. Gar nicht selten lähmen sie aber auch die Darmmuskulatur. Als Folge können einerseits breiiger Stuhlgang oder Durchfälle, andererseits aber auch Verstopfung auftreten.

In der Oberlippe spiegelt sich die Qualität des Dünndarmes, aber auch das Ideelle und Ethische des Menschen.

Die Unterlippe zeigt die Beschaffenheit des Dickdarmes und das materielle Streben (siehe Beschreibung für Bild 13, 14 + 15).

Bei blutleerer Unterlippe liegt nicht selten Anämie vor. Bei dem abgebildeten Kranken (Bild 12) bestanden krankhafte Dickdarmblutungen. Hieraus entwickelte sich eine massive Blutarmut.

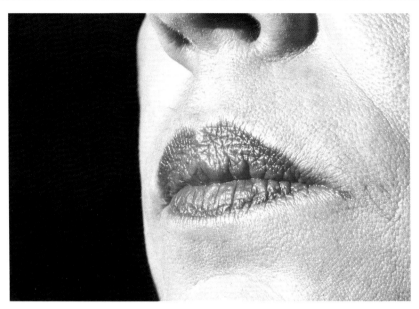

Bild 13:

Die Oberlippe ist dicker als die Unterlippe.

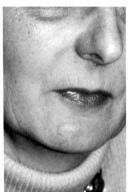

Bild 14:

Die Oberlippe ist schmal.
Die Unterlippe ist dreimal
so dick wie die Oberlippe.
Nebenbefund: Steile Falten über der Oberlippe.

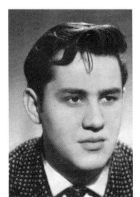

Bild 15:

Volle Ober- und Unter-
lippen. Mit zunehmen-
den Alter werden die
Lippen schmaler. Dieses
Foto zeigt einen jungen
Mann als 18-jährigen.
Bild 5 (Roter Punkt auf
der Nasenspitze) zeigt
dieselbe Person mit 56
Jahren .

Die *Unterlippe* verrät die Qualität des Dickdarmes, aber auch wie der Mensch den materiellen Dingen des Lebens gegenübersteht.

Ist z.B. die *Oberlippe dicker als die Unterlippe* (siehe Bild 13), so deutet dies darauf hin, daß dieser Mensch vorzugsweise in ideellen, geistig-seelischen oder religiösen Bereichen seine Erfüllung sucht. Er besitzt in der Regel ein großes Harmoniebedürfnis. Er strebt nach höheren Idealen. Ist solch ein Mensch noch jung und unerfahren, tendiert er schneller dazu, die materielle Realität aus den Augen zu verlieren. Ist die *Unterlippe bedeutend dicker als die Oberlippe* (siehe Bild 14), so sind diese Menschen mehr den materiellen Dingen des Lebens zugeneigt. Hierbei kommen oft die geistig-seelischen Dimensionen zu kurz. Der Dickdarm neigt bei diesen Personen zur Überdehnung und Erschlaffung oder in späteren Lebensjahren zu Wandausstülpungen (Divertikel).

Volle Ober- und Unterlippen (siehe Bild 15) verraten meist lebensfrohe Menschen. Diese Personen schätzen die Genüsse des Lebens. Die Marketing-Branche setzt für Produktwerbung fast ausschließlich Models mit vollen Lippen ein.

Auch farbliche Abweichungen sind aufschlußreich: Ist die *Oberlippe blasser als die Unterlippe*, zeigt dies, daß der Dünndarm geringer als der Dickdarm durchblutet wird. Das gleiche gilt auch umgekehrt. Die häufig zu beobachtenden *hellen Inseln der Unterlippe* zeigen örtliche Verkrampfungen des Magens oder Dickdarmes und hierdurch auftretende örtliche Mangeldurchblutung. Besonders bei Blutarmut durch äußere oder innere Blutungen oder durch Eisenmangel finden sich häufig *strich- oder inselförmige helle Zonen der Unterlippe* (siehe Bild 39). Auch eine extrem blasse Unterlippe verrät nicht selten neben der ungenügenden Dickdarmdurchblutung eine Anämie (siehe Bild 12).

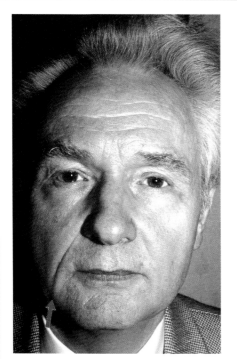

Bild 16:

Ausgeprägte rechtsseitige Nasen-Lippen-falte (Nasolabialfalte).

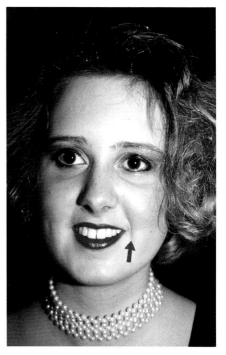

Bild 17:

Ausgeprägtere linksseitige Nasen-Lippenfalte.

Ist die *rechtsseitige Nasen-Lippenfalte tiefer, ausgeprägter oder plastischer als die linke,* so besitzt dieser Mensch eine Disposition für Leber-Galleerkrankungen.
Bei mindestens einem Drittel aller Leberleiden ist die Milz beteiligt. Die Funktionsschwäche der Bauchspeicheldrüse oder eine gestörte Darm-Bakterienflora erhöht die Fäulnis- und Gärungsgifte des Darmes. Die Leber muß diese Schadstoffe vermehrt entfernen. Diese ständige Überforderung schwächt die Leber. Ihr fehlt die Zeit zur Regeneration, und sie erkrankt dadurch schneller.

Als der Abgebildete unsere Naturheilpraxis aufsuchte, zeigten deutlich erhöhte Leberwerte des Labors die bereits eingetretene organische Lebererkrankung. Die biologische Therapie von Leber, Bauchspeicheldrüse und Milz normalisierte die Laborwerte in kurzer Zeit. Danach erholte sich der Patient körperlich. Auch das psychische Wohlbefinden steigerte sich. Der Kranke gewann in relativ kurzer Zeit Vitalität und Lebensfreude zurück.

Ist die *linke Nasen-Lippenfalte plastischer als die rechte,* so muß ganz besonders die Funktion von Milz und Magen verbessert werden. Süßes schwächt die Milzkraft. Zuckerhaltiges erzeugt zuviel Darmgärung und die giftigen Gärungsgase schwächen das Immunsystem, fördern das Pilzwachstum im Darm und überlasten die Leber.

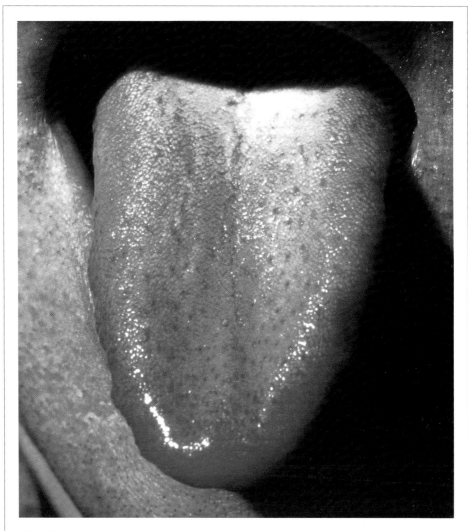

Bild 18:

Gerötete Zungenspitze. Nebenbefund: Die roten Pünktchen auf dem Zungenrücken werden durch krankhafte, verlängerte, pilzförmige Zungenpapillen gebildet. Sie sind meist Ausdruck eines Vitamin B-Mangels. Dieser kann verschiedene Ursachen haben .

Eine *wechselnd gerötete Zungenspitze* verrät Aufregungen und Nervosität. Geht die psychische Anspannung zurück, normalisiert sich die Zungenspitze, und die Rötung schwindet. Ist die *Zungenspitze langfristig gerötet*, weist sie auf eine entzündete Magenschleimhaut hin.

Magenschleimhautentzündung (Gastritis) – besonders die chronische Form – ist meist schmerzlos. Nur wenn sich die Magenmuskulatur durch übermäßige Verspannung zusätzlich verkrampft, treten Magenschmerzen auf.

Lang anhaltende Gastritis führt oft zur Schädigung der Magenschleimhaut mit Verminderung der Salzsäureabgabe (Anacidität). Hier ist das Risiko zu Gallenblasen- und Gallengangsinfekten erhöht, weil die desinfizierende Kraft der Salzsäure nachläßt oder fehlt. Auch Stoffe, die durch den Einfluß der Salzsäure besser aufgenommen werden – z.B. Eisen – werden schlechter resorbiert.

Direkte Ursachen von chronischen Entzündungen des Magens sind Verengungen des Magenpförtners (z.B. nach abgeheilten Geschwüren), Senkmagen, häufige Magenüberladungen, Genußmittel (Alkohol, Nikotin) und eine Reihe von Medikamenten. Weil ohne ausreichendes natürliches Vitamin B-12 sich nicht *alle* Schleimhautzellen des Körpers regenerieren können, führen Vitamin B-12 Mangelzustände auch zu Magenschleimhautschwäche. Diese fördert chronische Magenleiden. Ein Viertel aller Fälle von Gastritis ist allergisch bedingt. Die allermeisten Fälle beziehen ihre Ursache jedoch aus der Unterfunktion anderer Organe. Die gerötete Zungenspitze ist nur eines von verschiedenen Magenzeichen auf dem Zungenrücken. Andere Zungenphänomene zeigen dem Wissenden jene Organe, die durch eine Funktionsstörung die hartnäckige Magenschleimhautentzündung erzeugen.

Kranke, deren Magengeschwür mit übermäßiger Säureproduktion kombiniert ist, klagen häufig über "Nüchternschmerzen". Sie haben in den frühen Morgenstunden die stärksten Beschwerden. Dies liegt daran, daß der Magen morgens zwischen 7 und 9 Uhr die meiste Säure produziert.

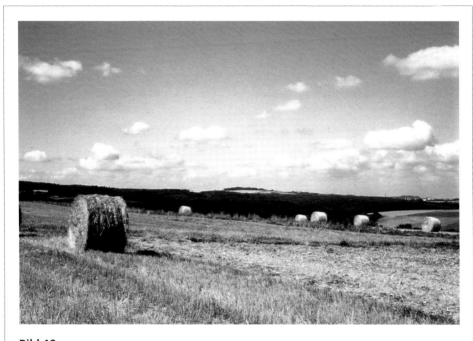

Bild 19:

Im Spätsommer und Frühherbst besitzen Magen und Milz ihre größte Aktivität.
**Störungen oder Krankheiten an anderen Organen, die im Spätsommer oder
Frühherbst ausbrechen, heilen wesentlich schneller, wenn die Magen- und
Milzfunktion gestärkt wird.**

Der Magen und die Jahreszeiten

Allerdings existieren auch noch jahreszeitliche Schwankungen aller Organe. Der Magen besitzt im Spätsommer bzw. im Frühherbst seine größte Aktivität. Wahrscheinlich hat die Natur es so eingerichtet, weil dies die Jahreszeit der allgemeinen Ernte ist. In dieser Zeit sollten die Menschen vor dem nahenden Wintereintritt viel frische, pflanzliche Nahrung zu sich nehmen. Frisches bringt dem Körper die höchste Energiezufuhr.

Ist der Magen jedoch geschwächt, kann er in der Zeit erhöhter Aktivität nicht das verdauen, was der Mund ihm zuführt. Jetzt erkrankt er durch Überlastung. Es ist allgemein bekannt, daß Magengeschwüre gehäuft im Herbst und im Frühjahr auftreten.

Wie schon ausgeführt, sind isolierte Magenerkrankungen sehr selten. Meist wird ein Magenleiden durch andere Organschwächen unterhalten. Wird dieses Organ nicht gefunden und schonend behandelt, bleibt der kranke Magen meist unbeeinflußbar.

Schmerzen oder unangenehme Symptome sind hilfreiche Alarmzeichen der Natur. Sie wollen dem Menschen zeigen, daß in seiner inneren Balance eine Störung aufgetreten ist.

Die Grenzen der Gerätediagnose

Klinische Geräte können nur Krankheiten diagnostizieren, wenn Organveränderungen (z.B. Magengeschwür, Tumorgebilde, Organschrumpfungen, Gefäßverstopfungen oder -verengungen, starke Gelenkabnutzungen, Organvergrößerungen o.a.) bereits aufgetreten sind. Die größte Gruppe der Kranken leidet aber schon in den Krankheitsvorstadien. Bei diesen funktionellen Leiden hat das Organ sich noch nicht verändert, aber seine Funktion ist aus dem Gleichgewicht geraten. Innere Verkrampfungen sorgen für Schmerzen oder Beschwerden, doch selbst beim aufwendigsten Einsatz klinischer Geräte kann in diesem Stadium noch nichts gefunden werden.

Noch hilfloser sind Geräte, wenn tiefsitzende Störungen der Seele oder des Verhaltens für Krankheitsbeschwerden sorgen. Wenn z.B. Ärger die Ursache eines Magenleidens ist, enttarnt kein noch so kompliziertes Gerät diese feinstoffliche Krankheitsursache. Jede Verhaltensstörung aber hat eine ganz spezifische Resonanz zu einem ganz bestimmten Organ. "Es läuft vor Wut die Galle über" oder es ist "eine Laus über die Leber gelaufen". Dies heißt, daß Wut die Leber- und Gallenfunktion schwächt. Oder man sagt, jemandem ist "etwas an die Nieren gegangen" - was bedeutet, daß Trauer mit dem Organ Niere korrespondiert.

Bei dem Ausspruch "Es verschlägt uns den Atem", wissen wir, daß Schreck auf die Lunge einwirkt. Viele ähnliche Verflechtungen müssen beachtet werden, wenn der Mensch wieder "heil" werden soll. Bei der Lektüre dieses Buches wird der Leser weitere hilfreiche Zusammenhänge erfahren.

Wenn nur das Symptom, nicht aber die Krankheit behandelt wird, gärt das chronische Leiden weiter. Symptome können immer nur kurzfristig mit starken Medikamenten unterdrückt werden. Da die tiefere Ursache unangetastet bleibt, kann eine Heilung nicht erwartet werden.

Nichts geschieht im Innern, was der Körper nicht außen zeigen würde. Goethe sagte schon:

> *Nichts ist drinnen,*
> *nichts ist draußen,*
> *denn was innen,*
> *das ist außen.*

Unser genialer Körper gestattet es uns, über Antlitz, Haut und Zunge nicht nur organische Krankheiten, sondern auch funktionelle Störungen, Krankheitsbereitschaften und geschwächte Organe zu erkennen. Diese Botschaft heißt nicht nur: Wie heile ich den Körper, sondern wie und womit halte ich ihn gesund.

Kapitel 3

Bei steilen Kinn-Jochbeinfalten darf die Seele nicht vergessen werden

• Die Entwicklung der Kinn-Jochbeinfalte • Kinnfalten und das Seelenleben • Empfehlenswerte Ernährungsregeln • Die Grenze der Operationsmedizin

In jedes Menschen Gesichte,
steht seine Geschichte,
sein Hassen und Lieben,
deutlich geschrieben.

Friedrich von Bodenstedt (1819-1892)

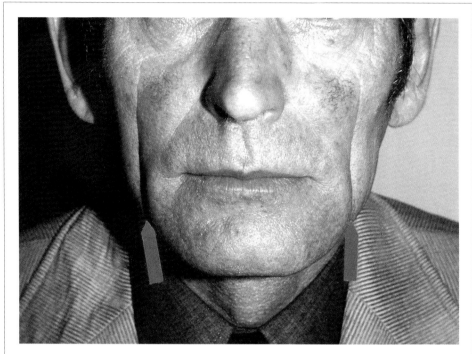

Bild 20:
Steilgestellte Kinn-Jochbeinfalten.

Die steilgestellte Kinn-Jochbeinfalte ist relativ häufig. Sie beginnt am unteren Kinn-rand. Mit zunehmenden Alter gräbt sie sich immer tiefer ein und verlängert sich nach oben in Richtung Jochbein bzw. Augen. Sie kommt in einigen Familien häufig vor, und ich beobachtete, daß sie meist vererbt wird. Die Kinn-Jochbeinfalte fand ich überwiegend bei Männern, gehäuft bei schlanken Personen.

Wenn nach der Jugend das Gewebe altert, prägen sich Falten stärker aus. Je nach Veranlagung läßt die Enzymaktivität zwischen dem 20. und 30. Lebensjahr im Ge-webe nach. Auch ein Mineral- und Vitaminmangel durch ungeeignete Nahrungs-mittel oder ungenügende Aufnahme durch den Magen-Darm-Trakt sorgt für eine schnellere Hautalterung. Mineralien, wie z.B. Calcium, Silicium, Magnesium, sind für die Spannkraft und Elastizität des Bindegewebes unentbehrlich. Zum Bindege-webe gehören Haut, Muskulatur, Gelenke, Gefäße, Nerven, Sehnen, Zähne, Haare, Nägel und Knochen.

Die Kinn-Jochbeinfalte zeichnet die Menschen, die zu Resorptionsstörungen des Dünndarmes, besonders des Zwölffingerdarmes neigen. Im Dünndarm wird die Hauptnahrung aufgenommen. Im Dickdarm wird sie eingedickt, unverdaute Reste werden bakteriell aufgespalten und das übermäßige Wasser aufgesaugt. Wenn der Ort der Hauptresorption, der Dünndarm, in seiner Funktion gemindert ist, werden ge-ringere Mengen Vitamine und Mineralien aus der Nahrung aufgenommen. Die er-erbte Anlage zur Bindegewebsschwäche wird hierdurch weiter gefördert.

Kinnfalten und Seelenleben

Menschen mit steilen Kinnfalten haben meist ein empfindlicheres "Seelenleben". Sie sind sensibel und leichter verletzbar. Bei steilen Kinnfalten fand ich außerordentlich starke Veranlagung zum Zwölffingerdarmgeschwür (Ulcus duodeni). Ganz besonders Magen- und Zwölffingerdarmgeschwüre werden bevorzugt durch seelische Störun-gen ausgelöst. Neuerdings werden "Heliobacter pylori-Bakterien" für Magen- und Zwölffingerdarmgeschwüre verantwortlich gemacht und mit spezifischen Antibioti-ca und Wismuth-Salzen bekämpft. Leider können diese spiralförmigen "Magenmi-kroben" in einer veränderten runden, sog. Kokkenform überleben. Weltweit sind 60 - 80% aller Menschen mit Heliobacter pylori-Bakterien infiziert, ohne magenkrank zu sein. Das zeigt, daß diese Kleinstlebewesen eher Folge als Ursache kranker Magen-schleimhäute sind. CLAUDE BERNARD: "Das Milieu ist alles, die Mikrobe nichts."

Im medizinischen Sprachgebrauch wird das Zwölffingerdarmgeschwür häufig in die Krankheitsgruppe "Magengeschwür" eingeordnet. Schon weil der Dünndarm mittags zwischen 13 und 15 Uhr, der Magen dagegen aber morgens zwischen 7 und 9 Uhr die höchste Aktivität entwickelt, ist es sinnvoll, den Magen vom Zwölffingerdarm zu unterscheiden.

Die maximale Aktivität des Dünndarmes in der Mittagszeit wird noch erheblich dadurch gefördert, da zwischen 13 und 15 Uhr die meiste Galle in den Zwölffingerdarm abgegeben wird. Galle verbessert die Aufnahme der Fette. Dieser Sachverhalt sorgt auch dafür, daß eine mittags eingenommene Mahlzeit weit besser vertragen und verdaut wird als abends oder nachts verzehrte Speisen.

Menschen mit steilen Wangenfalten sollten ihren Magen und Dünndarm abends oder nachts nicht mehr überlasten und mittags ihre Hauptmahlzeit einnehmen.

Die Farbe Gelb aktiviert die Magenenergie, Rot die des Dünndarmes. Ist z.B. bei einem Menschen die Vitalität des Dünndarmes gemindert, ist Rot nicht selten seine Lieblingsfarbe. Die Seele gibt hier die richtigen Impulse und solchen Personen bekommt und "steht" die Farbe Rot gewöhnlich gut.

Warum eine Operation nicht immer hilft

Leider ist die Medizin hauptsächlich auf die körperlichen Funktionen ausgerichtet. Das ist deshalb bedauernswert, weil die Krankheit auch immer eine Folge seelischer Störungen ist. Sicher, "die Seele" ist unsichtbar. Wenn man allerdings auf Analogien achtet, offenbart sich die Seele. So auch bei der beschriebenen Neigung zu Magen- und Zwölffingerdarmgeschwüren.

Der verstorbene Professor Dr. Dieter Beck berichtet in seinem Buch "Krankheit als Selbstheilung", Insel Verlag, über ein erstaunliches Phänomen: Er teilt hierin mit, welche Beobachtung ZAUNER bei 87 Kranken mit Magen- oder Zwölffingerdarmgeschwüren machte. Diese 87 Personen wurden operiert, wobei zwei Drittel des Magens entfernt wurde.

Über die Hälfte dieser operativ "Geheilten" wurden nach der Operation psychisch krank. Sie bekamen Depressionen und entwickelten Süchte, besonders häufig traten Alkohol- und Tablettenabhängigkeit auf. Ein Teil dieser Kranken stieg sozial ab und wurde Frührentner oder Sozialhilfeempfänger – eine erschreckende Bilanz.

Aber auch von einem umgekehrten Verlauf wird hier berichtet. SPIEGELBERG und andere medizinische Fachleute beobachteten, daß Geisteskrankheiten wie endogene Psychosen, schizophrene Schübe oder Depressionen abheilten, wenn körperliche Krankheiten wie bronchiales Asthma oder geschwürige Dickdarmentzündung (Colitis ulcerosa) bei ihnen auftraten. Den Autoren fiel weiter auf, daß die Patienten lieber körperlich krank waren als an seelischen Störungen, Kummer, Leere oder Verzweiflung zu leiden.

Auf jene "Wandlungsmöglichkeiten" von Krankheiten sollte immer geachtet werden. Was nutzt es, wenn ein Symptom beseitigt wird und als Folge ein noch schlimmeres Leiden entsteht? Diesen Sachverhalt nennen Mediziner "Symptomverschiebung".

Organe und Farben

Gelb aktiviert die Milz, Pankreas- und Magenenergie
Grün aktiviert Leber und Galle
Rot aktiviert Herz und Dünndarm
Schwarz aktiviert Niere und Blase
Weiß aktiviert Lunge und Dickdarm
Blau harmonisiert Psyche und Nerven, beruhigt

Kapitel 4

Was haben nach unten abfallende Mundwinkelfalten mit "einem vergessenen Organ", der Milz zu tun?

• Mundfalten und ihre Beziehung zur Milz • Die Irrtümer des Dr. Virchow • Die Milz als "Meister" der Körperflüssigkeiten • Die Funktion des Bindegewebes • Die Drüsenfunktion der Milz • Die Milz als Hort der Immunkraft

*Die medizinische Forschung
hat so enorme Fortschritte gemacht,
daß es praktisch
überhaupt keinen
gesunden Menschen mehr gibt.*

Aldous Huxley (1894-1963)

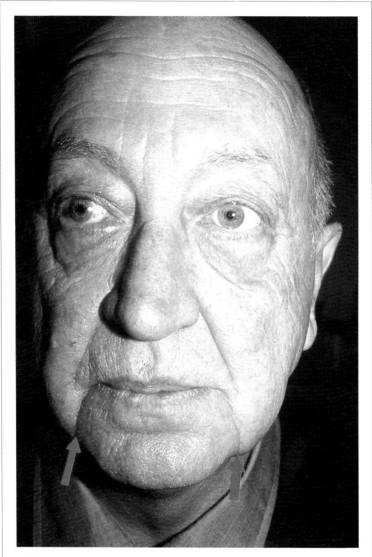

Bild 21:
Nach unten abfallende Mundfalten (Mundwinkelfalten).

Nach unten abfallende Mundwinkelfalten beginnen rechts und links am Ende der Lippen. Sie gehören weitgehend zu den erworbenen Gesichtsfalten. Treten sie bei einem Menschen auf, besteht regelmäßig eine zu schwache Milzfunktion.

Leider ist die Milz in westlichen Ländern ein fast "vergessenes Organ". Die spezifischen Funktionen des Magens, des Darmes, der Leber, der Niere, des Herzens, der Bauchspeicheldrüse, der Lunge sind allgemein bekannt. Über die Milzfunktion sind die meisten Menschen jedoch unzureichend informiert. Das liegt nicht zuletzt daran, daß die Milz in der Medizin wenig beachtet und fast nie behandelt wird. Dies würde anders aussehen, wenn bekannter wäre, welch wichtige Funktion die Milz ausübt.

Für die chinesische Medizin ist die Milzfunktion genauso wichtig wie z.B. die der Leber, des Dünndarmes, des Dickdarmes, der Blase, des Herzens u.s.w.. Die chinesischen Beobachtungen haben eine lange Tradition von 5.000 Jahren. Ihre Medizin stellt einen wesentlichen Teil des urmedizinischen Wissens der Welt dar. Diesem 5.000-jährigen Erfahrungsschatz haben wir kaum Vergleichbares entgegenzusetzen. In unseren Kulturkreisen haben sich die Mediziner in den letzten 200 Jahren zunehmend von der Überlieferung der Naturbeobachtung, der vergleichenden oder analogen Krankenbetrachtung abgewandt.

Maßgeblich hat der Pathologe RUDOLF VIRCHOW (1821-1902) dafür gesorgt, daß jahrhundertealte medizinische Erkenntnisse über Bord geworfen wurden. 1846 bezeichnete er dieses Wissen als "ungeheuerlichen Anachronismus" und damit als veraltet. Virchow glaubte nicht an eine Beeinträchtigung des ganzen Menschen. Er glaubte auch nicht daran, daß ein gestörtes Zusammenspiel von Organen und inneren Regelkreisen oder des Körpers mit der Seele oder Psyche Krankheiten erzeugt. Er lehrte, daß die Störung einzelner Zellen Krankheiten produziert und dieses revolutionierende Krankheitsverständnis erhielt den Namen "Zellularpathologie". Diese neue Sicht führte zu einer ursachenabgewandten Unterdrückung von Symptomen, und die erhoffte Gesundheit blieb Wunschdenken.

In Deutschland sterben z. B. jedes Jahr 280.000 Menschen vorzeitig durch einen Herzinfarkt. 35 % erkranken und 27 % aller Deutschen sterben an Krebs. Ca. 25 Millionen Deutsche leiden an Gelenkleiden oder rheumatischen Übeln, um nur einige Zahlen zu nennen.

Virchows Thesen sind heute kaum noch haltbar. Die Forschungen der Kybernetik (Forschung über vernetzte Zusammenhänge) beweisen das Gegenteil.

Die Überzeugung eines einzelnen reichte aus, um mit einer uralten Erfahrungsmedizin zu brechen. Die durch Rudolf Virchow maßgeblich mitgeprägte Natur-Wissenschaft existiert nicht einmal 200 Jahre. Diese Naturwissenschaft hat sich inzwischen immer weiter von der Natur entfernt.

Sie wollte nur noch "beweisbare" und "meßbare" Medizin zulassen. Ihr Ziel, damit die Menschen gesund zu machen, ist weitestgehend gescheitert. Die Vorstufen von krankhaften Organveränderungen, die funktionellen (das Organ ist nicht sichtbar verändert, nur seine Funktion gerät außer Kontrolle) sowie seelische Störungen sind mit keinem Gerät der wissenschaftlichen Medizin meßbar.

Auch die tiefverwurzelten Ursachen körperlicher Störungen werden durch Diagnosegeräte nicht erfaßt, also z. B. Kummer, Sorgen, Schreck, Wut, schwere Enttäuschungen. Die körperlichen Symptome werden beachtet, das auslösende seelische Befinden aber kaum gewürdigt. Die von Medizinstudenten absolvierten Sezierungen an Leichen geben nur Aufschluß über den Zustand von toten Organen und Körperteilen. Sie erklären aber nicht die vielfältigen Funktionen der Körperregionen des Lebenden. Die Übungen an Toten können gar nicht erklären, was Leben überhaupt ist.

Vor diesem Hintergrund sind wir heute eher geneigt, Sichtweisen der uralten Erfahrungsmedizin zu Wort kommen zu lassen.

Die Milz - der "Meister" der Körperflüssigkeiten

Bezogen auf unser "vergessenes" Organ, die Milz, beeindrucken die Erkenntnisse der chinesischen Heilkunst. Die Ostasiaten lehrten schon vor Jahrtausenden: "Die Milz, nicht etwa die Niere ist der Meister der Körperflüssigkeiten". Die Milz dirigiert (teils auch auf energetischem Wege) die Verteilung des Körperwassers in Organen und Bindegewebe. Die Nieren scheiden nur die schlackenreichen Flüssigkeiten aus den Körpergeweben aus. Da die Milz die Körperflüssigkeiten dirigiert, können Wasseransammlungen in Geweben (Ödeme) ohne Behandlung der Milz nicht dauerhaft beseitigt werden.

Die Chinesen sagen auch: "Zu drastisch ausgeschwemmtes Wasser oder ungenügend beseitigte Wasseransammlungen hinterlassen Schleim im Gewebe". Diese
schleimige Gewebsverschlackung erzeugt dann oft z.B. Verdickungen der Beine,
Fußgelenke, Augenumgebung und Fußrücken. Jede andere Körperstelle kann betroffen sein, auch im Bereich von Schultergürtel, Nacken und Wirbelsäule finden
sich häufig diese krankhaften Aufquellungen.

Diese Schleimansammlungen hinterlassen auf Fingerdruck *keine* Dellenbildung. Ist
dagegen z.B. eine Wasseransammlung in den Füßen noch nicht in Verschleimung
übergegangen, so bleibt nach dem Druck mit dem Finger minutenlang eine "Delle"
zurück.

Die Chinesen lehren auch: "Ein schwaches Bindegewebe beruht auf einer schwachen Milz". Das menschliche Bindegewebe ist das größte Organ überhaupt. Haut, Muskeln (auch das Herz ist ein Muskel), Sehnen, Fasern, Knochen, Zähne, Nerven und
Fett gehören zum Bindegewebe. Der Hauptteil des Körperwassers versorgt aber gerade dieses Bindegewebe. Hieraus läßt sich ableiten, daß zwischen dem Körperwasser und dem Bindegewebe die innigsten Beziehungen bestehen. Aber beide werden von der Milz kontrolliert. Ein Großteil heutiger Leiden sind Bindegewebskrankheiten. Alle Gelenkleiden (Arthrosen, Arthritis, Rheuma, Bandscheibenschäden u. a.) gehören dazu. Hautleiden, Nervenerkrankungen (z. B. Nervenentzündun-
gen), Organsenkungen, Leistenbrüche, Krampfadern der Beine (Varicen) und des
Afters (Hämorrhoiden) und Gefäßleiden sind Bindegewebskrankheiten. Elasti-
zitätsverlust der Haut, des Gewebes und die folgenden Faltenbildungen gleicher-
maßen. Aber fast nie erhalten Kranke mit den aufgezählten Bindegewebsleiden ein
Milzmittel.

Die Chinesen wissen auch, daß Unzufriedenheit, Sorgen und "heruntergeschluckte"
Emotionen die Milz schädigen, Offenheit aber die Milz stärkt. Ist aber nun ein
Mensch unzufrieden oder sorgt sich ständig, so spitzt er den Mund und zieht miß-
billigend die Mundmitte nach oben. Nach Monaten oder Jahren produziert er durch
diese Mimik die an den Mundwinkeln nach unten weisenden Falten.

Die Milz ist eine große Drüse

Was weiß die westliche Medizin über die Milz?

● Die Milz ist ein Sackbahnhof des venösen Blutes der Bauchhöhle, also z.B. des Darmes, des Magens, der Bauchspeicheldrüse (Pfortadersystem). Das erklärt die von den Chinesen gelehrten Zusammenhänge zwischen Milz und (venösen) Körperflüssigkeiten.

● Die Milz ist ein Blutspeicher. Dadurch übt sie wieder den von den Chinesen behaupteten Einfluß auf (arterielle und venöse) Körperflüssigkeiten aus.

● Das rote musartige Milzgewebe (rote Pulpa) zerstört nach drei Monaten die überalterten roten Blutkörperchen. Junge Blutkörperchen sind noch geschmeidig, und sie arbeiten sich durch den Netzverhau des blutgefüllten Milzgewebes. Alte Blutkörperchen sind starr und steif, bleiben im Bindegewebsnetz der Milz hängen und werden dort "verdaut" und abgebaut. Der von den Chinesen erkannte Einfluß der Milz auf die (roten) Blutmassen wird deutlich.

● Ist die Milz krankhaft geschwollen, bleiben in ihrem verdichteten roten Musgewebe vermehrt Blutkörperchen hängen. Es wird dann mehr Blut entfernt als das Knochenmark neu bilden kann und die Kranken bekommen eine milzbedingte Blutarmut (Anämie). Die kranke Milz kann hier die wichtige Balance zwischen Entfernen und Neubildung von Blut nicht mehr regeln. Damit wird die chinesische Lehre, daß die Milz der "Meister der Körperflüssigkeiten" ist, noch einmal unterstrichen.

● Die Milz ist auch eine große Drüse (lymphatisches Organ). Mit ihrem weißen Bindegewebe (weiße Pulpa) erzeugt sie besondere weiße Blutkörperchen, die Lymphozyten. Lymphozyten beherrschen das weiße Blutbild mit 20 bis 30 %. Sie sind wichtige Abwehrträger und aktivieren die Heilung. Die Milz hat somit ähnliche Funktionen wie die Lymphdrüsen. Ein Lymphknoten aber filtert nur Lymphe eines begrenzten Körperabschnittes. Die Milz dagegen filtert das Blut des gesamten Körpers noch einmal. Wird sie durch Gifte, Schlacken, Viren, Pilze, Stoffwechselrückstände und andere schädliche Substanzen des Blutes massiv überfordert, schwillt sie an.

Ihre Blutfilterung, Blutüberwachung, Blutreinigung und Lymphozytenbildung wirken besonders auf das Bindegewebe, das Körperwasser und die Blutqualität. Da ca. 25 Millionen Deutsche an kaum zu beeinflussenden Krankheiten des Bewegungsapparates leiden, ist schwer zu verstehen, warum die chinesischen Beobachtungen nicht verwertet werden und die Milz so gut wie nie behandelt wird.

● Die Milz ist außerdem ein Produktionszentrum eiweißhaltiger Immunkörper mit Infektionsschutz (Antikörper). Die "Deutsche Medizinische Wochenschrift", Bd. 120, S. 771, berichtet darüber, daß bei Menschen ohne Milz vergleichsweise häufig lebensbedrohliche bakterielle Infektionen des Blutes entstehen. Bei dieser fiebrigen "Blutvergiftung" (Sepsis) milzloser Kranker entscheidet die Funktion von Lymphknoten, Leber, Nieren, Herz-Kreislauf und Knochenmark über den Ausgang dieser ernsten Erkrankung.

Die Milz - ein Wunder der Immunität

Sicher sind noch nicht alle Funktionen der Milz erforscht. Doch das Wenige, was wir heute über sie wissen, unterstreicht die Beobachtung der asiatischen Meister: "Verbreitete Bindegewebsleiden, Wasser- und Schleimansammlungen, Immun-Mangelzustände werden durch eine schwache Milzfunktion erheblich begünstigt". Die Milz produziert eine solch große Immunität, daß sie selber vom Krebs nicht befallen wird.

Die Chinesen sagen auch: "Die Leber kontrolliert die Milz". Ist die Leber erkrankt, kann sie die Milz nicht mehr kontrollieren, und diese gerät aus dem Gleichgewicht. Westliche Mediziner haben seit langem festgestellt, daß bei einem Drittel aller Leberleiden die Milz beteiligt ist.

Die Milz hat ihre größte Funktionskraft morgens zwischen 9 und 11 Uhr und im Spätsommer. Bei allen Störungen oder Krankheiten, die morgens zwischen 9 und 11 Uhr oder im Spätsommer auftreten, sollte die Milz behandelt werden. Auch dann, wenn die zu behandelnde Krankheit, z. B. Herzbeschwerden, vordergründig gar nichts mit der Milz zu tun hat.

Offenheit und die Farbe Gelb stärken die Milz, Unzufriedenheit und Sorgen lähmen ihre Aktivität. Der Milz bekommen Bitterstoffe sehr gut, sie erhöhen die Milzkraft. Süßigkeiten schwächen und zerstören die Milzenergie.

Der Leser wird längst erkannt haben, wie wichtig das Milzorgan ist und nicht verstehen, warum es fast nie behandelt wird. Diese Frage will ich so beantworten: Die Milz ist das einzige Organ, in dem es keine Übergänge von Arterien und Venen gibt. Ihre Endgefäße landen im bindegewebigen Netzwerk (Retikulum) der Milz. Von dort fließt das Blut in die große Milzvene (Pulpavene). Diese einzigartige Blutführung hat den Nachteil, daß die prall mit Blut gefüllte Milzkapsel bei Unfällen leicht einreißt. Wegen des Blutreichtums ergießen sich in diesem Fall sehr schnell mehrere Liter Blut in die Bauchhöhle. Um den Patienten vor dem inneren Verbluten zu retten, entfernt der Chirurg die Milz und das Unfaßbare geschieht: Der Mensch lebt ohne Milz weiter.

Diese Tatsache führte sicher zu der Annahme, daß die Milz nicht so wichtig oder gar überflüssig sei. Doch warum lebt der Mensch ohne Milz weiter? Weil andere Organe ihre Funktionen übernehmen. Das sind besonders Leber, Lymphknoten, Knochenmark und die Nieren. Doch diese Spezialabteilungen müssen ständig mit verstärkter Leistung arbeiten. Sie erschöpfen früher, und die Folge ist eine größere Krankheitsanfälligkeit und schnellere Alterung. Neue Operationstechniken können heute die Entnahme der gesamten Milz verhindern. Vermutlich reicht schon ein Drittel der Milz, um die Organfunktion auszuüben. Jeder 5. Mensch besitzt eine Nebenmilz. Diese bis haselnußgroßen Milzgewebskörper befinden sich meist in Nähe der Hauptmilz.

Die innigen Beziehungen der Milz zum Bindegewebe und zum Blut sorgen dafür, daß sie bei fehlerhafter Funktion nicht nur Mundteilfalten sondern noch andere Zeichen des Antlitzes und der Zunge produziert. Diese Antlitz- und Zungenzeichen sind typisch und so drastisch, daß sie der Wissende unmöglich übersehen kann. Sie wurden in meinem Buch "Krankheit und Zunge" in einem besonderen Kapitel eingehend abgebildet und beschrieben. Sie machen den jeweiligen Zustand von Milz und Bindegewebe deutlich. Bei Verbesserung der Milzfunktion durch wirksame Therapie bilden sich die markanten "Milzzeichen" zurück.

Kapitel 5

Ist eine Falte zwischen Unterlippe und Kinn vorhanden, achte auf Prostata, Gebärmutter und Enddarm

• Faltenbildung und Hämorrhoidalleiden • Hinweise auf Prostata- und Gebärmutter-Veränderungen

Es gibt tausend Krankheiten, aber nur eine Gesundheit.

Arthur Schopenhauer (1788-1860)

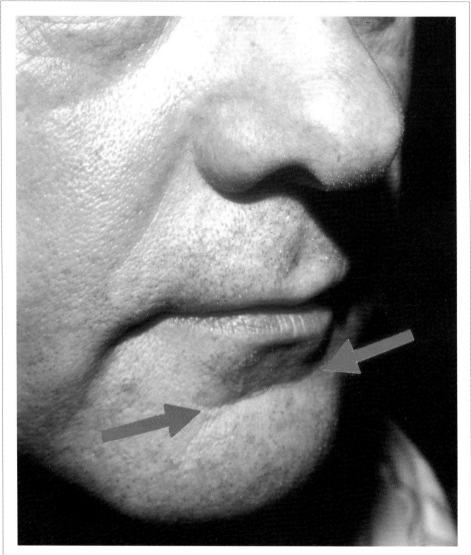

Bild 22:
Die Faltenbildung zwischen Unterlippe und Kinn.

Bei einer Faltenbildung zwischen der Unterlippe und dem Kinn besteht eine Veranlagung zu Hämorrhoidal-Beschwerden.

Hämorrhoiden sind erweiterte Venen des Darmausganges. Diese Venen dichten den After ab. Sie können sich entzünden. Dann verursachen sie Beschwerden wie Juckreiz, Schmerzen oder Brennen. Durch krankhafte Überdehnung verwachsen diese Venen oft mit den Arterien des Enddarmes. Deutlich wird dieser Vorgang dadurch, daß Hämorrhoidalblutungen hellrot aussehen. Reine Venenblutungen sind jedoch dunkelrot.

Die Ursachen des verbreiteten Hämorrhoidalleidens sind vielfältig:

Fast immer ist eine Bindegewebsschwäche vorhanden. Wie bei der Beschreibung der *nach unten abfallenden Mundwinkelfalten* ist hier eine Behandlung "des Meisters des Bindegewebes", der Milz, empfehlenswert.

Bauchvenenstauungen durch Leberleiden oder Schwäche des rechten Herzens verursachen häufig Hämorrhoidal-Beschwerden.

Eine krankhaft vergrößerte Vorsteherdrüse des Mannes (Prostata) oder Gebärmutter (Uterus) ist sehr oft die unerkannte Ursache von hartnäckigen Hämorrhoidalleiden. Die vergrößerten Organe drücken auf den Mastdarm und stauen seine Venen.

Bei Vorliegen der markanten Falte zwischen Unterlippe und Kinn neigen Prostata und Gebärmutter zur Vergrößerung. Wird die auslösende Hauptursache nicht behandelt, bleibt das lästige Leiden des Afters meist hartnäckig.

Krankhafte Hämorrhoiden werden durch mangelnde Bewegung, vieles Sitzen, ballaststoffarme Ernährung, Schwangerschaft, häufiges Husten und kalte Sitzplätze begünstigt.

Stuhlverstopfungen, aber auch Durchfälle wirken reizend und fördern die Entzündung.

Entzündete Hämorrhoiden können eine sehr unangenehme Komplikation auslösen: Die Schleimhaut des inneren Afters kann einreißen. In diesem Fall verspüren die Betroffenen heftige, brennende Schmerzen nach dem Stuhlgang. Diese Schmerzen halten oft Stunden an und sind kaum zu lindern.

Im Innern der Hämorrhoidalgefäße können sich auch Thrombosen entwickeln.

Äußere und innere Hämorrhoiden

Äußere Hämorrhoiden sind mit bloßen Augen als Knoten sichtbar. Die Beschwerden werden fast immer durch *innere* Hämorrhoiden verursacht.

Die meisten Stuhlblutungen sind Komplikationen innerer Hämorrhoiden. Allerdings können auch andere Krankheiten dahinterstecken.

Von der Darmschleimhaut ausgehende gutartige kleine Geschwülste (Polypen) neigen zu Blutungen. Andere Symptome fehlen hierbei meist. Diese in der Regel gestielten Polypen werden nicht sehr groß: Die meisten erreichen einen Durchmesser bis zu 1 cm. Sind oder werden sie jedoch größer, so sollten sie chirurgisch entfernt werden. Das ist oft mit einer ambulanten Behandlung möglich. Größere Polypen können in ein krebsiges Stadium übergehen und diese Gefahr gilt es zu vermeiden.

Auch bei einer Mastdarm-Entzündung (Proktitis) kann es zu Stuhlblutungen kommen. Zum Blut gesellt sich hier zusätzlich Schleim, gelegentlich auch Eiter. Daneben verursacht die Mastdarmentzündung dauernden Stuhldrang, Durchfälle und Schmerzen.

Eine geschwürige Dickdarmentzündung oberhalb des Afters (Colitis ulcerosa) erzeugt blutig-schleimige Durchfälle. Diese Krankheit ist nicht selten allergisch bedingt, und psychische Erregungen verschlimmern sie.

Krebse des Mastdarmes oder des Dickdarmes verraten sich oft durch Stuhlblutungen. Liegt das Blut dem Stuhl auf, stammt es aus den unteren Darmabschnitten, meist aus dem Mastdarm (Rektum), ist es mit dem Stuhl vermischt, liegt die Blutungsquelle höher. Die meisten Darmkrebse schmarotzen im Mastdarm (Rektum-Karzinom). Dabei ist der Afterschließmuskel oft schlaff und der Afterreflex (Zusammenziehung bei örtlicher Reizung) fehlt.

Handelt es sich um Hämorrhoiden, so ist der Afterschließmuskel meist verkrampft, und der Afterreflex funktioniert. Bei unerklärlichen Stuhlblutungen sollte immer ein Fachmann hinzugezogen werden. Durch eine Spiegelung des Mastdarmes können die meisten Blutungsquellen schnell erkannt werden.

Eine einfache Tastuntersuchung mit dem gummibehandschuhten Finger reicht nicht aus. Hiermit werden nur 7-8 cm des unteren Mastdarmes erfaßt. Geschwülste sitzen häufig höher, und Hämorrhoiden sind wegen ihrer Weichheit nicht zu fühlen.

Noch einmal sei betont: Bei Vorliegen einer markanten Falte zwischen Unterlippe und Kinn müssen nicht immer Hämorrhoidalleiden oder Vergrößerungen von Gebärmutter oder Prostata vorhanden sein. Die Träger dieser Falten sind jedoch dazu disponiert. Ältere Patienten mit dieser Falte litten fast alle im Laufe ihres Lebens unter mehrfachen Hämorrhoidal-Beschwerden.

Kapitel 6

Wenn die untere Kinnfalte auftritt, sollte der Mensch sein Verhalten überprüfen

• Was Falten über die Psyche aussagen • Wie sich Falten mit dem Menschen entwickeln • Die "wandernde" Falte • Das "Glaskinn" und seine Bedeutung

Leid ist der schnellste Kutscher zur Vollkommenheit

Angelus Silesius (1624-1677)

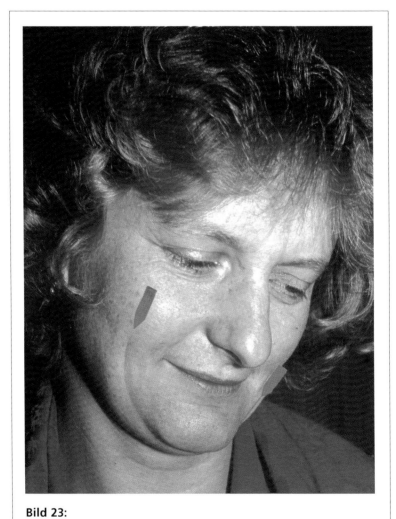

Bild 23:

Die hochgezogene untere Kinnfalte der Inhaberin eines renommier-
ten Betriebes.

Die untere Kinnfalte findet sich bei empfindsamen, doch gehemmten Menschen. Sie ist besser zu sehen, wenn man die Personen von der Seite betrachtet. Diese Falte läuft *unter* dem Kinn her und sie verstärkt sich, wenn der Mund geöffnet wird (Bild 23 + 24).

Menschen mit dieser Falte reagieren fast ausnahmslos sensibel und introvertiert. Sie sind meist beherrscht und haben sich in der Gewalt.

Solch ein Verhalten wird durch Erziehung oder Selbstdisziplin erheblich geprägt. Das bleibt nicht ohne Folgen: Denn hierdurch wird die Empfindung des Herzens zu Gunsten des Kopfes verbogen.

Diese inneren Spannungen machen auf die Dauer krank. Der Mensch darf nicht wie er gerne möchte: Befreit er sich nicht aus dieser Zwickmühle, bereitet ihm die unterdrückte Lebensnatur Mahnungen durch funktionelle Beschwerden am Organ des geringsten Widerstandes. Ignoriert er diese Symptome, verschärft die innere Regulation des Körpers die funktionellen Beschwerden und schafft ein organisches Leiden. Dieses organische Leiden verhindert oft die Fortsetzung naturwidrigen Handelns.

Manche Menschen befreien sich erst durch ihre Krankheit. Der Ausbruch aus dem Gefängnis des Verstandes schafft die "Verrückten" und die Genialen dieser Welt. Sie sprengen die Norm und verändern damit den Zeitgeist.

Ein Heilmittel gegen Unsicherheit

Wir brauchen nur zu versuchen etwas anderes darzustellen als das, was wir wirklich sind, schon ist der innere Widerspruch vorhanden. Diese innere Gespaltenheit macht unglücklich und krank.

Die hierbei auftretende innere Unsicherheit wird durch unser Gewissen erzeugt. Es bäumt sich sofort auf, wenn der äußere Schein nicht dem inneren Wesen entspricht. Wer sich von seinem Naturell, von seiner Seele leiten läßt und sich äußerlich so gibt, wie er innerlich wirklich ist, leidet nie unter einem Zwiespalt. Diese Menschen sind im besten Sinne des Wortes "Originale", sie leben mit sich selbst in Harmonie.

"Zwei Seelen in einer Brust" verkrampfen, machen unnatürlich und schaden der

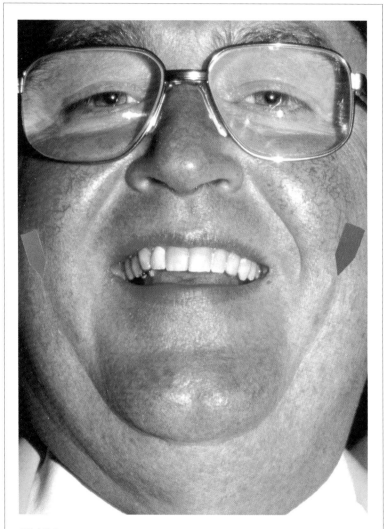

Bild 24:

Die hochgezogene untere Kinnfalte eines ideen- und erfolgreichen Unternehmers. Der Blick von unten oder der Seite legt die oft durch das Kinn verdeckte Falte frei.

Ausstrahlung. Gegen dieses verbreitete Übel gibt es ein einfaches und kostenloses Heilmittel. Es wirkt sofort: "Sei der, der Du bist und Du gewinnst."

Solch eine Harmonisierung zwischen Innen und Außen macht das Leben leichter, lockerer. Die Energien, die für den Aufbau einer künstlichen Fassade verschwendet wurden, werden eingespart und kommen der Funktion der Organe, dem Immunsystem und den Körperreserven zugute.

So habe ich beobachtet, daß Menschen mit unterer Kinnfalte Hemmungen überwunden hatten und innerlich frei und gelöst waren. Sie wurden dabei interessant und originell und wuchsen über sich selbst hinaus.

Die Falte bleibt jedoch bestehen. Meist wandert sie bei Loslösung von inneren Komplexen nach oben, erreicht die Höhe der Mundwinkel, höchstens jedoch die Ebene der unteren Nase. Die untere Kinnfalte darf nicht mit den bereits beschriebenen *steilen Kinn-Jochbeinfalten* verwechselt werden. Letzeren fehlt die vom Kinn ausgehende Rundung. Sie beginnen separat am Unterkieferknochen und liegen etwas näher Richtung Kiefergelenk (siehe Bild 20). Steile Kinn-Jochbeinfalten treten im Gesicht wesentlich seltener auf als die untere Kinnfalte. Sie ziehen sich auch höher nach oben und gelegentlich erreichen sie die untere Augenhöhe. Die Träger der steilen Kinn-Jochbeinfalten sind eher schlank und neigen zu Störungen von Zwölffinger- und Dünndarm.

Menschen mit der unteren Kinnfalte dagegen haben meist einen stärkeren Körperbau und leiden oft unter Wirbelsäulen- oder Gelenkbeschwerden.

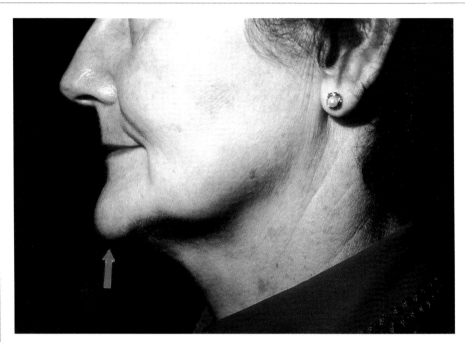

Bild 25:

Das unten überstehende Kinn.

Die im vorangegangenen Text beschriebene Falte unter dem Kinn kann leicht mit einem *nach unten überstehenden Kinn* verwechselt werden. Bei dem überstehenden Kinn fehlt oft die untere Kinnfalte.

Bei Menschen mit nach unten überstehendem Kinn sind die Psyche bzw. die "Nerven" Schwachpunkte. Sie sind sehr empfindlich, ängstlich und neigen schnell zu übertriebenen Krankheitsbefürchtungen (Hypochondrie).

Auf der anderen Seite sind diese Personen oft außerordentlich begabt und einmalig. Hier sollte das in ihnen ruhende Besondere gefunden und gefördert werden. Üben z. B. solche Menschen einen ihrem Talent nicht angemessenen Beruf aus, können sie sich in dem ungeeigneten Fach nicht entfalten. Als Folge stellen sich Unzufriedenheit, Spannungen und Verspannungen ein. Hierunter leidet die Psyche. Die gestörte Psyche stört die Körperfunktionen und es entwickeln sich oft funktionelle Beschwerden.

Das nach unten überstehende Kinn bildet sich mit zunehmenden Alter immer stärker heraus. Dabei habe ich beobachtet, daß Menschen mit überstehendem Kinn meist überdurchschnittlich alt werden.

Bei psychisch-nervlicher Schwäche ist die Farbe Blau ein segensreiches Therapiemittel. Sie ist die "kälteste" aller Farben und wirkt daher kühlend auf erhitzte und nervöse Gemüter. Die "kühle" Farbschwingung beruhigt. Blau ist die Farbe der Nerven. Ich rate allen nervösen Patienten, blaue Kleiderfarben zu bevorzugen. Bei nervös bedingten Schlafstörungen habe ich meinen Kranken oft empfohlen, das Schlafzimmer mit blauer Tapete zu versehen und blaue Bettbezüge und Laken zu verwenden. Der Erfolg war meist umwerfend. Da die Schwingung der Farbe ausstrahlt, ist die Wirkung auch in dunklen Räumen vorhanden.

Ein Zimmer mit warmen Farben (rot, orange oder gelb) wird auch bei Dunkelheit als wesentlich wärmer empfunden als Räume, deren Wände die kalte Farbe Blau aufweisen. Wer seine Wohnräume mit warmen Farben versieht, verbraucht weniger Heizenergie. Weil man bei den Farben Rot, Orange oder Gelb nicht so schnell friert, kann die Zimmertemperatur kühler sein.

Kapitel 7

Oberlippenfältchen - typische geschlechts- bezogene Merkmale

• Geschlechtsspezifische Merkmale: die "Östrogenmangelfalten"
• Die Ursachen von Kalkmangel und seine Folgen • Seelische
Belastungen und Faltenbildung • Die "Landkartenzunge" bei
Frauen - Ausdruck psychischer Störungen

Nicht wer wenig hat,
sondern wer viel wünscht,
ist arm

Seneca (4.v.Chr.- 65 nach Chr.)

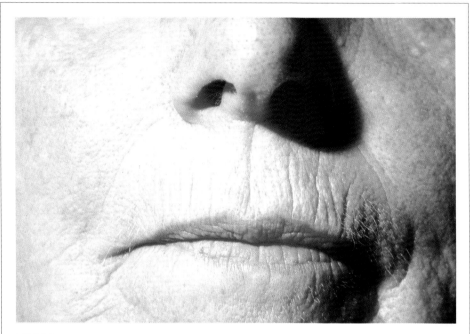

Bild 26:

Steile Falten über der Oberlippe, zusätzliche kurze Falten unter der Unterlippe
(siehe Beschreibung Bild 27).

Steile Falten über der Oberlippe finden sich fast ausschließlich beim weiblichen Geschlecht. Sie treten jedoch nur bei einem Teil der Frauen auf. Bei den Betroffenen entwickeln sie sich besonders nach den Wechseljahren.

Bilden sie sich bei jüngeren Frauen oder vor den Wechseljahren, so wurden sie durch seelische Ausnahmesituationen begünstigt. Dabei habe ich beobachtet, daß ganz besonders Fehlgeburten, aber auch Abtreibungen und die damit verbundene psychische Verletzung so nachhaltig prägt, daß steile Mundfalten entstehen.

Treten diese Falten auf, so besteht regelmäßig ein Defizit weiblicher Hormone. Aus diesem Grund nannte ich diese Falten auch ***"Östrogenmangelfalten"***.

Ein Östrogenmangel kann auch durch die Einnahme östrogenhaltiger Medikamente weiter gefördert werden. Durch das Fremdhormon wird der Hormongehalt des Körpers ungewöhnlich gesteigert. In der Hirnanhangdrüse und im Zwischenhirn werden die Hormonmengen gemessen und registriert. Ist der Östrogenspiegel zu hoch, gibt die Zentralstelle der Hormone, die Hirnanhangdrüse (Hypophyse) ein Signal: "Gonadotrope Hormone" der Hirnanhangdrüse regulieren die Ausschüttung der Eierstockhormone. Ist nun durch zusätzliche Gabe östrogenhaltiger Medikamente zuviel Östrogen im Körper, werden in der Hypophyse geringere Mengen von gonadotropen Hormonen gebildet und die Produktion in den Eierstöcken gebremst, damit es nicht zu Überreaktionen kommt. Diese Bremsung läßt die Eierstöcke schrumpfen. Geschrumpfte Eierstöcke produzieren aber wiederum weniger *körpereigenes* Östrogen. Weil auch das Fettgewebe Östrogene produzieren kann, vermehrt der Körper dieses und die Frauen werden übergewichtig.

Übergewicht ist aber bedenklich für Wirbelsäule, Gelenksystem und Organe. Die Last des hohen Gewichtes drückt vermehrt auf Gelenke und nutzt diese schneller ab. Auch müssen Organe wie z. B. Herz, Nieren oder Leber vermehrt arbeiten, um den übergewichtigen Körper zu ver- und entsorgen.

Der Kalkhaushalt des Körpers wird übrigens nicht durch die Eierstöcke – wie oft fälschlich angenommen – dirigiert. Diese Regulation wird durch die vier Nebenschilddrüsen (Glandulae parathyreoidea) geleitet. Diese Nebenschilddrüsen liegen als linsenförmige Körperchen auf der Schilddrüse.

Sie produzieren zwei Calciumsteuerungshormone (Parathormon u. Calcitonin). Vitamin D sorgt dafür, daß der Darm den mit der Nahrung zugeführten Kalk aufnimmt. Gemeinsam mit dem Vitamin D sorgen die Hormone der Nebenschilddrüsen dafür, daß dieser Kalk in die Knochen, Gelenke und Zähne ein- und abgebaut wird.

Fehlt dem Körper Kalk, führt dies zur nervösen Übererregbarkeit, gelegentlich sogar zu Krämpfen der Muskulatur.

Mangelnde körperliche Anstrengung und Fehlernährung sind die Hauptursachen des Kalkmangels. Wird der Körper durch mangelnde Bewegung (dadurch verringertes Abatmen von Kohlendioxyd) und durch säurebildende Ernährung (zuviel tierische Eiweiße, Süßigkeiten) übersäuert, versucht die Körperregulation diese schädliche Gewebsübersäuerung zu beseitigen um das Gewebe alkalischer zu machen. Hierzu mobilisiert der Organismus oft den Alkali- oder Basenbildner Calcium aus den Knochen und Gelenken. Der Preis für diese Gewebsnormalisierung ist ein schwächeres und krankheitsanfälligeres Knochen- und Gelenksystem.

Haben Frauen steilgestellte Mundfalten, so sollte die Funktion der Eierstöcke durch geeignete biologische Medikamente angeregt werden. Steile Mundfalten sind nicht das einzige Merkmal für verringerte weibliche Hormonbildung. In "Äußere Kennzeichen innerer Erkrankungen" werden weitere Zeichen des Antlitzes vorgestellt, die den Östrogenmangel verraten.

Östrogene werden in geringen Mengen auch in der Nebennierenrinde gebildet. Bei Frauen, denen die Eierstöcke operativ entfernt wurden, arbeiten die Nebennierenrinden verstärkt, um zusammen mit zusätzlichem Fettgewebe den entstandenen Hormonmangel möglichst auszugleichen.

Erkennungsübung zum oberen Bereich des Gesichts.

Frage: Was weicht von der Norm ab oder ist auffällig?
Antwort: Die dünnen Augenbrauen.

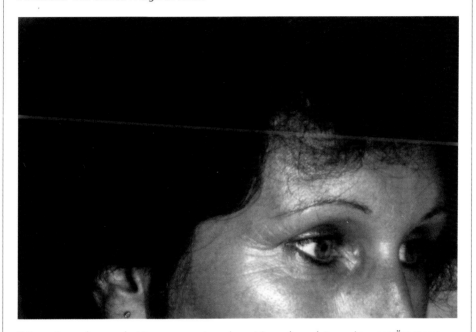

Dünne Augenbrauen bei Frauen verraten einen Mangel von körpereigenem Östrogen. Die Trägerinnen dünner Augenbrauen klagen meist über vielfältige Beschwerden wie Reizbarkeit, Konzentrationsschwäche, Müdigkeit, Kreislaufprobleme oder/und Störungen der Periode

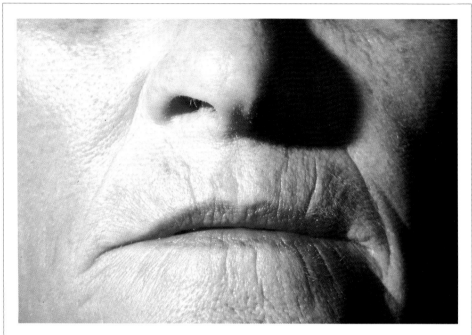

Bild 27:

Steilfalten unter der Unterlippe (mit Oberlippenfalten kombiniert).

Gelegentlich finden sich auch *Steilfalten unter der Unterlippe*. Diese senkrechten Gebilde sah ich überwiegend bei Frauen, und meist treten sie mit steilen Falten über der Oberlippe zusammen auf (siehe auch Bild 26).

Oberlippenfältchen entwickeln sich wie beschrieben vorzugsweise nach den Wechseljahren und signalisieren den Östrogenmangel. Treten sie zusammen mit Unterlippenfältchen auf, so ist der Östrogenmangel gravierender.

Steile Unterlippenfalten verraten, daß ihr Träger in der Regel kein leichtes Leben hatte. Das Schicksal solch eines Menschen ist durch Entsagung gekennzeichnet. Die Gründe hierfür sind vielfältig: Es kann eine aufopferungsvolle Tätigkeit für Kinder, Ehepartner, Kranke oder Behinderte sein. Auch übermäßige Arbeit mit mangelnder Regeneration und Freude kann dahinterstecken. Dieses harte Leben der Menschen mit Unterlippenfalten erhält meist noch eine zusätzliche Variante. Tiefgreifende Erlebnisse, wie z.B. Todes- oder schwere Erkrankungsfälle von geliebten Personen, führen oft zu langanhaltenden seelischen Schockzuständen und werfen den Menschen aus dem psychischen Gleichgewicht. Kennzeichnend ist hierbei, daß diese Personen seelisch "schlucken" und nur selten aufbegehren.

Diese leidgeprüften Menschen kompensieren ihre seelischen Belastungen oft mit weiterem "Schlucken". Das heißt, sie essen oft mehr, als der Organismus verkraftet. Denn bei steilen Unterlippenfalten werden die mit der Verdauung beschäftigten Organe in der Regel vermindert durchblutet. Essen solche Personen dann zuviel, verbleiben belastende Schlacken im Körper.

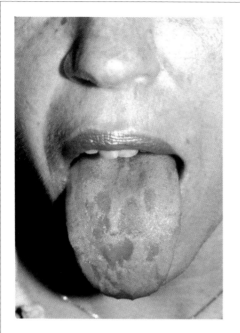

Bild 28:

Die "Landkartenzunge". Bei blonden oder hellpigmentierten Frauen ist der "Damenbart" feiner, und deshalb schwerer zu erkennen.

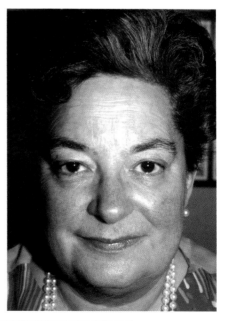

Bild 29:

Mäßige Oberlippenbehaarung einer 56- jährigen Patientin. Nach den Wechseljahren verstärkt sich bei Disponierten oft der "Damenbart". Eine Anregung der körpereigenen Eierstocksfunktion mit biologischen Mitteln wirkt sich hier immer positiv auf das Befinden aus.

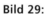

Nicht nur das Antlitz, auch die Zunge liefert aufschlußreiches Material über die Hormonsituation. Die Abbildung 28 zeigt eine *"Landkartenzunge"* (Lingua geographica). Hierbei finden sich mehrere rote Inseln auf dem Zungenrücken. Diese Inseln entstehen dadurch, daß sich die Zungenpapillen in begrenzten Bezirken verkürzen und auf dem übrigen Zungenrücken normal wachsen. Diese Inseln wandern, d.h. die Zungenoberfläche ändert sich ständig. Mit örtlicher Entzündung hat diese Besonderheit nichts zu tun.

Ich habe dieses Phänomen über zweieinhalb Jahrzehnte kritisch beobachtet und geprüft. Das Resultat war immer das gleiche:

1. Die Landkartenzunge trat fast ausschließlich bei Frauen auf.

2. Frauen mit Landkartenzunge litten regelmäßig unter Hormonstörungen. Als Folge dieser Hormonstörungen entwickelten sich außerordentlich häufig Unterleibsbeschwerden. Nicht selten traten Störungen der Regelblutung auf, wie Ausbleiben der Regel (Amenorrhoe), schmerzhafte Regel (Dysmenorrhoe), sehr starke Blutung (Hypermenorrhoe) und andere.

Die Gebärmutter wird bei dieser Zungenvariante vermehrt von gutartigen Muskelgeschwülsten (Myome) befallen.

Wie die Psyche auf die Hormondrüsen wirkt

Ein Teil der Frauen mit Landkartenzungen klagt über Ausfluß (Fluor vaginalis). Tritt bei Frauen eine Landkartenzunge auf, so liegen fast immer psychische Störungen vor. Dies verwundert nicht, denn die Psyche, das Gemüt, wirkt sofort auf die Hormondrüsen.
Plötzlicher Schreck oder plötzliche Angst setzt z.B. augenblicklich Hormone des Nebennierenmarkes frei. Dieser Botenstoff, das Hormon Adrenalin, hat enge Beziehungen zum Nervensystem. Ganz spontan verengt es die kleinen Arterien und steigert dadurch den Blutdruck. Dabei beschleunigt sich die Pumpaktion des Herzens und Reservezucker aus der Leber (Glykogen) wird ausgeschüttet. Der Blutzuckergehalt steigt. Diese plötzliche Anspannung und Energiefreisetzung stattet den Betroffenen bei Schreck oder Angst kurzfristig mit vermehrter Energie aus. Eine lebensrettende Flucht oder ein kraftvoller Angriff wird hierdurch begünstigt.

Wenn schon eine Sekunde genügt, um solch drastische Antworten des Hormonsystems und der Organe zu erzeugen, so können wir nachvollziehen, daß wochen-, monate- oder jahrelange psychische Verstimmungen intensiv in das hormonelle und organische System eingreifen.

Langfristige Angst- oder Streßsituationen können eine anhaltende Überfunktion der Nebennieren erzeugen. Die Folge ist oft eine Blutdrucksteigerung (Hypertonie). Eine Überproduktion der Östrogene in der Nebennierenrinde führt (durch Bremsung des Keimdrüsenhormons 'Gonadotropin' in der Hirnanhangdrüse) zur Schrumpfung der Eierstöcke bzw. Hoden und zur Sterilität.

Andere psychische Störungen wie Depressionen, ernst-traurige Verstimmungen (Melancholie), oder Antriebslosigkeit schalten alle Körperfunktionen herunter. Dadurch werden die Nebennieren unterfordert. Eine Unterfunktion der Nebennieren vermindert den Blutzuckergehalt und führt zum niedrigen, ungenügenden Blutdruck. Solche Patienten klagen oft über Schwäche, Herz- und Kreislaufprobleme.

Nahezu regelmäßig fand ich bei Frauen mit Landkartenzungen gleichzeitig einen *"Damenbart"*, d. h., eine schwache Oberlippenbehaarung (s. Bild 29). Das Vorliegen von feiner Oberlippenbehaarung bei Frauen unterstreicht die Bedeutung der Landkartenzunge. In "Äußere Kennzeichen innerer Erkrankungen" beschrieb ich, daß diese Oberlippenbehaarung beim weiblichen Geschlecht eine Unterfunktion der Eierstöcke verrät. Sind bei Frauen die weiblichen Hormone vermindert, so sind ihre männlichen Hormone (auch Frauen produzieren männliche Hormone) relativ vermehrt. Dadurch verschiebt sich die Ausgewogenheit zwischen männlichen und weiblichen Hormonen. Dies hat Folgen:

Relative Vermehrung von männlichen Hormonen im weiblichen Körper erzeugt einen abgeschwächten männlichen Behaarungstyp und verstärkt eine 'männlich-aggressivere' Wesensart.

Fast ausnahmslos leiden Frauen mit "Damenbärtchen" unter schmerzhaften Monatsblutungen (Dysmenorrhoe). Diese unangenehmen Beschwerden werden fast immer durch eine Verkrampfung der Gebärmutter ausgelöst. Wesentlich seltener sind Gebärmuttersenkungen (Descensus uteri) oder Gebärmutterknickungen (Retroflexio uteri) für die schmerzhaften Monatsblutungen verantwortlich.

Kapitel 8

Bei Steilfalten neben den Ohren beachte zwei Organe

Das ist der größte Fehler
bei der Betrachtung von Krankheiten,
daß es Ärzte für den Körper
und Ärzte für die Seele gibt,
wo beides doch nicht
getrennt werden kann.

Plato (427-347 v. Chr.)

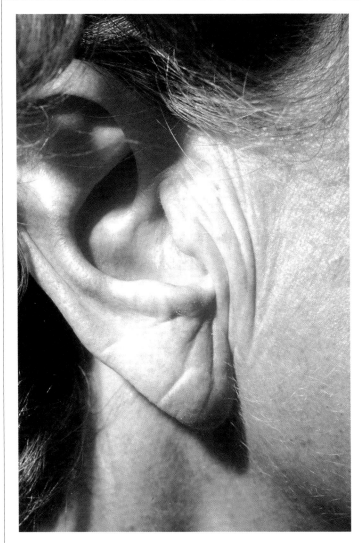

Bild 30:

Steilfalten neben dem Ohr. Nebenbefund: Drei querliegende Falten im unteren Ohrläppchen als "Austrocknungszeichen" von Magen- und Milzstörungen.

Steilfalten neben den Ohren nehmen im Alter zu oder werden plastischer. Sie offenbaren nachlassende Milz- und Nierenfunktion. Bei der Beschreibung der steilen Mundwinkelfalten wurde ausführlich über die Milzfunktion berichtet. Da die Milz "der Meister des Bindegewcbes" ist und die Haut zum Bindegewebe gehört, sind Faltenbildungen bei geschwächter Milzfunktion die logische Folge. Eine gute Versorgung mit lebensnotwendigen Mineralien verbessert die Haut- und Bindegewebsqualität.

Da die Niere das Säure-Basengleichgewicht durch entsprechende Salze regelt, ist auch sie an der Qualität der Haut und des Bindegewebes beteiligt. Das Gleichgewicht zwischen dem Salz- und Kaligehalt des Körpers hängt wesentlich von der Niere ab.

Kapitel 9

Bei pergamentartigen Falten sollte eine angstvolle Seele geglättet werden

• "Pergamentfalten" als Signale der Nieren und Milz • Wie sich Angst auf die Nierenfunktion auswirkt • Offenbarungen aus der Pupille • Die Niere ist ein "Winterorgan" • Verhalten und Ausstrahlung • So entstehen Resonanzwirkungen • Zusammenhänge von Psyche, Geist und Körper

Zwei Dinge trüben sich beim Kranken

a) der Urin
b) die Gedanken

Eugen Roth (1895-1976)

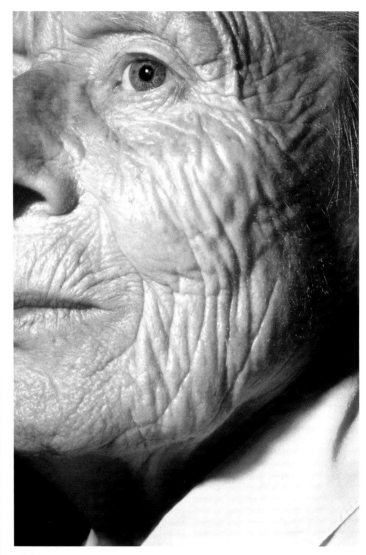

Bild 31:
Ausgeprägte "Pergamentfalten"

I.

"Pergamentfalten" auf den Wangen (siehe Bild 31) erinnern an zerknittertes Pergamentpapier. Die Mehrzahl dieser Wangenfalten verlaufen in senkrechter Richtung. Bei einigen Personen sind die pergamentartigen Falten ausgeprägt, bei anderen feiner und oberflächlicher. Diese Falten bilden sich bei geschwächter Nieren-, Nebennieren- und Milzfunktion. Dabei kann z. B. eine Prüfung des Urins auf krankhafte Stoffe normale Ergebnisse liefern. Die funktionelle Beeinträchtigung disponiert jedoch zur Krankheitsbereitschaft dieser Organe. Bei Menschen mit pergamentartigen Wangenfalten sollte die Nieren- und Milzfunktion gestärkt werden. Was die Milz angeht, so wurden bei Beschreibung der steilen Mundwinkelfalten (siehe Bild 21) die nötigen Hinweise gegeben.

Die Nieren sind Filteranlagen des Körpers. In einem genialen und komplizierten Gefäßsystem befreien sie den Organismus von seinen schädlichen Stoffwechselschlacken und scheiden sie als Urin aus. Für den Körper wichtige Stoffe lassen sie nicht in die Blase passieren. So hält die Niere im Blut gelöste Eiweiße und Vitamine zurück. Auch wesentliche Betriebsstoffe wie Kochsalz und Zucker werden festgehalten.

Gesunde Nieren scheiden dabei das verbrauchte Mineral Kalium aus. Steigt der Kaliumgehalt im Blut, so ist das oft ein Hinweis auf Nierenschwäche oder Nierenerkrankung. Durch mangelnde Leistung der Nieren sinkt die Kaliumausscheidung und die zurückgehaltene Menge steigt im Körper an.

Bei Steigerung der Harnausscheidung durch drastisch wirkende Entwässerungsmittel setzt ein umgekehrter Vorgang ein: Es wird hier oft zuviel Kalium ausgeschieden, und im Körper entsteht ein Mangelzustand. Kaliummangel jedoch schwächt die Muskulatur. Da auch das Herz ein Muskel ist, können Herz- und Kreislaufprobleme durch diesen Kaliummangel auftreten.

Das Innere jeder Körperzelle sowie die roten Blutkörperchen sind reich an Kalium. Zwischen dem Kochsalz, welches die Niere aus dem Blut für den Körper zurückholt und dem Kalium, welches die Niere ausscheidet, besteht ein Wechselspiel.

Kochsalz speichert Wasser im Körper, Kalium fördert die Ausscheidung von Wasser. Das notwendige Gleichgewicht zwischen diesen beiden Mineralien wird von Hormonen der Nebennierenrinde (Mineralocorticoide) kontrolliert und gesteuert.

Nur geringe Schwankungen dieses Gleichgewichtes können zu vermehrter Wassereinlagerung führen. Ist durch die Salzbindung zuviel Wasser im Gewebe, versucht der Körper dieses überschüssige Wasser wieder loszuwerden. Dafür mobilisiert er das wasseraustreibende Kalium. Wird dieses zu drastische Wechselspiel nicht durch geeignete Therapie unterbunden, so hält das dauernde Hin und Her zwischen übermäßiger Speicherung und Entfernung von Wasser an.

Im Laufe von Jahren und Jahrzehnten erschlafft das Gewebe wie ein ausgeleiertes Gummiband, und es entstehen vorzugsweise die pergamentartigen Falten der Wangen.

Angst und Wehmut schwächen die Energie der Nieren

Die fernöstliche Medizin berichtet darüber, daß Angst und Wehmut ("das ist an die Nieren gegangen") die Energie der Nieren schwächen. Aber auch umgekehrt fördern geschwächte Nieren die Anfälligkeit für Angst und Wehmut. Bei Trauer oder Wehmut durch Verluste übernimmt das Seelenleben das Flüssigkeitsproblem der geschwächten Nieren in den Kopf. Es weinen dann die Augen. Langfristige Lethargie oder Trauer für Verstorbene ändern weder das Schicksal des Heimgegangenen noch das eigene. Warum lassen wir den Menschen nicht los? In vielen diesbezüglichen Praxisgesprächen mit Hinterbliebenen offenbarte sich nicht selten folgendes Seelenbild: Das Selbstmitleid wegen des Verlustes und der damit verbundenen Angst vor dem Alleinsein war größer als die Trauer für den Abgeschiedenen.

Eine schwache Nierenfunktion verringert die Qualität von Knochen und Knorpeln und begünstigt somit Gelenkerkrankungen. Auch bei Hörschwäche, Ohrklingeln (Tinnitus), Hörsturz und anderen Ohrenleiden liegt oft eine geschwächte Nierenfunktion vor. Ist die Nierenenergie geschwächt, leidet auch die Sexualität. Auf der anderen Seite verringert eine ausschweifende Sexualität die Vitalität der Nieren.

Die chinesische Medizin lehrt, daß die Farbe Schwarz die Nieren stärkt. Menschen mit verminderter Nierenenergie tragen gerne schwarze Kleidung. Trauert ein Mensch, "so geht es ihm an die Nieren", sagt der Volksmund. Welch eine Weisheit, daß Schwarz die allgemein bei uns verbreitete Trauerkleidung ist.

So wundert es auch nicht, daß die Niere ein Organ der schwarzen Nacht ist. Zwischen 17 und 19 Uhr und dann während der gesamten Nacht ist die Funktionskraft der Niere gesteigert. Sie entfernt nachts bedeutend mehr Stoffwechselgifte als während des Tages. Aus diesem Grunde ist der Morgenurin wesentlich dunkler und schärfer als der Tagesurin. Mit Einsetzen der stärkeren Nierenfunktion zwischen 17 und 19 Uhr schaltet der Körper sein Nervensystem um. Der Sympathikusnerv, der "Hauptnerv", der für die Erregung und Energiebereitstellung tagsüber seine höchste Aktivität entfaltet, verliert am späten Nachmittag seinen Einfluß. Dieser "Tagesnerv" beschleunigt den Herzschlag, die Atmung, und hält den Blutdruck auf einem höheren Niveau.

Er wird zwischen 17 und 19 Uhr abgelöst von seinem Hauptgegenspieler, dem Parasympathikusnerv. Der Parasympathikus verlangsamt den Herzschlag und die Atmung und der Blutdruck sinkt ab. Er sorgt für die Ruhe und Regeneration in der Nacht. Verstößt der Mensch gegen den natürlichen Tages/Nacht-Rhythmus, macht er z. B. durch Nachtdienst "die Nacht zum Tage", so bringt er das Gleichgewicht zwischen Tages- und Nachtnerv schnell in Unordnung. Dabei kann es passieren, daß solche Menschen tagsüber müde sind und nachts nicht schlafen können.

Offenbarungen aus der Pupille

Ist der Sympathikusnerv übererregt, so haben diese Menschen eine überaus weite Pupille (Mydriasis, siehe Bild 32). Hat der Parasympathikusnerv ein Übergewicht, so ist die Pupille eng (Miosis, siehe Bild 33).

Schon die Größe der schwarzen Pupillen liefert eine Menge nützlicher Hinweise:

Sieht uns ein Mensch an und seine *Pupillen sind weit* (s. Bild 3, 17 + 32), so empfindet er Sympathie oder Bewunderung für sein Gegenüber. Die Sympathie erregt seinen "Sympathikus"-Nerv und dieser sorgt für die Erweiterung seiner Pupillen.

Sollte dieser Mensch jedoch eine Antipathie hierbei empfinden, so aktiviert er seinen "Anti"-Sympathikus (Para-Sympathikus oder Vagus) und seine *Pupillen werden eng*. Voraussetzung für diese Offenbarungen ist ein gleiches Umfeld.

Bei wechselndem Standort verändern sich auch die Pupillengrößen. Wenig Licht

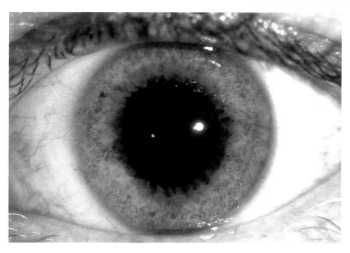

Bild 32:

Die weite Pupille als großes schwarzes Loch. Nebenbefund: Die weiße Lederhaut (Sklera) wird von ungewöhnlich vielen und feinen Gefäßen durchzogen. Dies ist ein deutliches Zeichen eines gestörten Gefäßsystems. Sind die Gefäße wie hier am Rand der Iris netzartig verwoben, liegt eine allergische Reaktion vor. Auf der blauen Regenbogenhaut (Iris) zeigt sich eine hellbraune Pigmentierung.

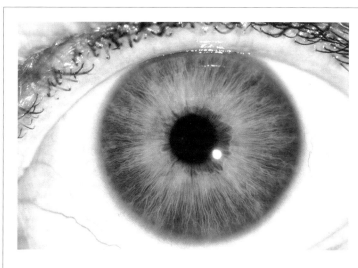

Bild 33:

Die enge Pupille zeigt ein schwarzes Loch. Die weißen Fasern auf der Regenbogenhaut (Iris) sind im Gegensatz zu Bild 32 gestrafft und der Irisrand ist dunkler. Auf dem helleren Zentrum der Iris zeigen sich zarte ockerfarbige Pigmente.

(Dunkelheit, Dämmerung, ungenügende Beleuchtung) erweitert die Pupillen, und vergrößerte Pupillenrundungen gestatten den Augen mehr Licht aufzunehmen. Wir sehen besser.

Nimmt die Helligkeit zu (Sonnenlicht, helle Umgebung, starke Beleuchtung), schützen sich die Augen vor schädlicher Blendung und die Pupillen werden eng. Im Alter und bei Arteriosklerose wird die Pupillenanpassung an hell und dunkel träge. Daneben verringert sich im Alter und bei Arteriosklerose auch die Pupillenweite und die Sehlöcher werden enger.

Einige Drogen bewirken Pupillenerweiterung, andere Pupillenverengung. Solange die Drogen im Körper wirken, hält der jeweilige Pupillenzustand an. Man bemerkt die Drogenwirkung daran, daß die Pupillen nicht auf hell und dunkel reagieren. Dies kann verhängnisvolle Störungen des Sehens nach sich ziehen.

Spontane Schmerzschübe können die *Pupillen plötzlich einseitig erweitern*. Die Pupillenerweiterung tritt auf der Seite auf, auf welcher sich die Schmerzen befinden. Lassen die Schmerzen nach, normalisiert sich die erweiterte Pupille.

Unabhängig von diesen Extremformen gibt es Menschen, die *konstitutionell immer weite Pupillen* aufweisen. Diese Personen besitzen eine stärkere Intuition, ermüden jedoch schneller. Sie leiden nicht selten unter Kopfschmerzen und sie haben meist eine Wurmfortsatz-Entfernung, die sog. "Blinddarm-Operation" (Appendektomie) sowie eine operative Mandelentfernung (Tonsillektomie) hinter sich. Nach der "Blinddarmoperation" bestehen – besonders bei Frauen – noch häufig Schmerzzustände im Unterleib. Bei Menschen mit Weitpupillen ist das gesamte Drüsensystem schwächer angelegt und die Sexualität geringer ausgeprägt. Frauen mit weiten Pupillen leiden häufiger unter Spannungen in der Brust, Rückenschmerzen und schlechtem Stuhlgang. Ihre Tendenz zu Bindegewebs- und Organerschlaffungen disponiert sie zu Fehlgeburten. Menschen mit konstitutionell weiter Pupille sind melancholisch, sie weinen schnell und finden durch Nachtruhe nur eine ungenügende Erholung.

Personen mit konstitutionell enger Pupille (siehe z. B. Bild 21 + 33) klagen häufig über "Herzstiche", Schwindel und Schweißausbrüche. Sie haben eine gute Stuhlentleerung (oft alle 4 Wochen breiige oder durchfällige Stühle), häufig kalte Füße und Hände (auch "eingeschlafene" Hände). Die Sexualität und Streitlust ist bei ihnen

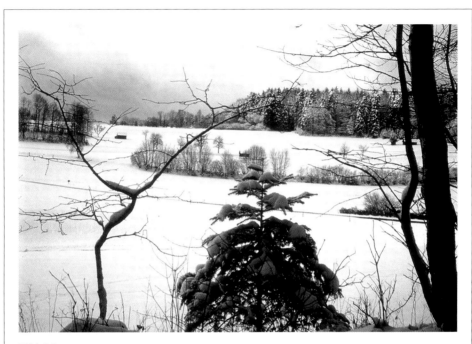

Bild 34:

Der Winter ist "die Jahreszeit der Niere". Sie arbeitet in diesen lichtarmen Monaten, aber auch in der dunklen Nacht mit höchster Aktivität. Ist die Nierenfunktion geschwächt, schafft sie im Winter nicht die nötige Höchstleistung. Sie selber, aber auch andere Organe oder Gewebe erkranken jetzt schneller. **Gesundheitliche Störungen, die im Winter auftreten, weichen schneller, wenn grundsätzlich die Nierenfunktion angeregt wird.**

ausgeprägter als bei Menschen mit weiten Pupillen. Personen mit Engpupillen entspannen sich zu gering. Sie leiden schneller unter Ängsten und Sorgen und ihre Gefäße verengen sich. Dies führt nicht selten zu einem höheren Blutdruck. Sie sind schreckhaft, wachen oft aus Alpträumen auf, wobei sie häufig träumen, daß sie bei einer Flucht nicht wegkommen. Bei Frauen mit engen Pupillen bestehen durch erhöhte Verkrampfungsneigung oft Schwierigkeiten, schwanger zu werden.

Die Niere – ein "Winterorgan"

Nicht nur, wie beschrieben, in der dunklen Nacht, auch in der dunkelsten Jahreszeit, im Winter, arbeitet die Niere mit höchster Aktivität. Durch den winterlichen Lichtmangel verlangsamt sich der Energiefluß im Körper. Durch lange Lagerung der Nahrung im Winter verlieren die Lebensmittel Frische, Vitamine, Mineralien, und die Qualität sinkt. Diese Vorgänge kombinieren sich mit dem üblichen Bewegungsmangel während der kalten Jahreszeit, und im Organismus entstehen vermehrt Schlacken.

Hierauf reagiert ein weiser innerer Regelkreis: Er regt die Entgiftungsfilter, die Nieren an, die jetzt intensiver die anfallenden Schlacken ausscheiden. Ist jedoch die Nierenfunktion generell geschwächt, so können die Nieren diese notwendigen Mehrleistungen im Winter nicht erfüllen. Der Körper verschlackt in dieser Jahreszeit so sehr, daß durch diese "Mülldeponien" im Bindegewebe im Winter häufig schmerzhafte Gelenk- oder Rückenbeschwerden einsetzen. Die berüchtigte "Frühjahrsmüdigkeit" ist in der Regel auf die lähmenden Giftwirkungen dieser winterlichen Verschlackung zurückzuführen.

Bei allen Erkrankungen, die im Winter ausbrechen, sollte immer die Nierenfunktion angeregt werden.

Werden Schlacken ungenügend ausgeschieden, entwickelt sich leicht eine Gewebsübersäuerung. Säuren jedoch verhärten das Gewebe, führen leicht zu Verkrampfungen und Entzündungen. Saures Gewebe schafft den Nährboden für Krankheiten. Ist das Gewebe zu sauer, so wird der Mensch in seinem Verhalten schnell "sauer" und ärgert sich oft unnötig.

Bestehen *"Pergamentfalten" auf den Wangen* (siehe Bild 31), leidet der Mensch

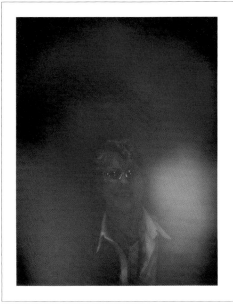

Bild 35:

Das Aurafoto einer Frau. Die Ausstrahlung erscheint schwach. Über dem Kopf zeigt sich eine dunkel-fliederfarbige, darüber eine schwarze und darüber wieder eine breitere dunkle lilafarbige Abstrahlung. Die Frau wurde von einer Infektion befallen (Halsentzündung und Schnupfen).

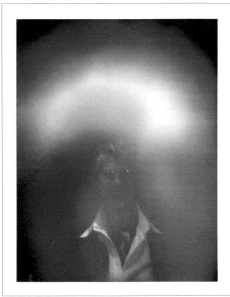

Bild 36:

Das Aurafoto der gleichen Patientin 3 Stunden später nach Behandlung und Einnahme eines pflanzlich-homöopathischen Mittels gegen die Infektion. Die Aura der Frau wird stark, die Farben hellen auf. Die Infektionsorte (Hals und Nase) haben eine höhere Energie erhalten und strahlen eine helle, weißlich-lilafarbige Aura ab. Die Veränderung innerhalb von 3 Stunden zeigt, daß die feinen Seelen- bzw. Energieschwingungen schnell auf positive wie auch auf negative Einflüsse reagieren.
Beide Bilder wurden aufgenommen von: Aura Imaging Systems, Martina Gruber, D-74629 Pfedelbach-Gleichen

meist unter Gewebsübersäuerung. Das Gegenteil der Säuren sind die Basen. Basen machen das Gewebe weich. Ist das Gewebe zu sauer, so sollte durch geeignete Maßnahmen (basenbildende Nahrung, viel Bewegung) und eine sinnvolle biologische Therapie für basischeres Gewebe gesorgt werden.

II.

Die chinesischen Mediziner sagen: "Die Niere kontrolliert das Herz". Wir sagen etwas ähnliches: "Auf Herz und Nieren prüfen". Dies heißt, wenn eines der beiden Organe gestört ist, so sollte auch das andere schonend behandelt werden.

Wut stört die Leber, Hektik das Herz, Sorgen die Milz, Streß und Wehmut die Niere, Ärger den Magen u.s.w. Hieraus wird deutlich, daß ein ganz spezielles dysharmonisches Verhalten zu einem ganz speziellen Organ in Beziehung steht.

Verhalten und Ausstrahlung

Jede geistige Äußerung besitzt eine ganz bestimmte Wellenlänge. Diese Wellenlänge formt *"die Ausstrahlung" des Menschen*. Diese geheimnisvolle Aus- oder Abstrahlung wird auch als "Aura" bezeichnet. Die energetisch-seelische Abstrahlung wurde bereits 1891 von dem Wissenschaftler NICOLA TESLA durch ein Spezialverfahren mittels Foto sichtbar gemacht. Durch neueste technische Entwicklung kann die Aura farbig auf einen Polaroid-Film projiziert werden. Bei der "Multicolor Aurafotografie" messen Handsensoren das elektromagnetische Feld. Dieses ist besonders konzentriert in den sogenannten Chakren, Händen und wichtigsten Akupunkturzonen. Das Gerät setzt die Informationen in Farben um, und in einer Minute ist das Foto entwickelt. Es gibt Aufschlüsse über den jeweiligen körperlichen und seelischen Zustand des Menschen (siehe Bild 35 + 36).

Das Wissen um die Aura ist uralt. Große Maler der vergangenen Jahrhunderte versahen häufig herausragende Personen des Christentums mit einem "Heiligenschein". Mit diesem Heiligenschein wurde die gute, strahlende und kraftvolle Aura besonders hervorgehoben.

Reine Verstandeskraft färbt z.B. die Aura grün, Egoismus braun, reine Liebe rosa, leidenschaftliche Triebe rot, Gottvertrauen blau, Erhöhung der Energie weiß, Bosheit und Gottlosigkeit schwarz u.s.w.. Dunkle Farben haben wieder eine andere Bedeutung als helle. Bei Verhaltenskombinationen (z. B. Wut und Hektik) entstehen in der Aura Farbmischungen von Orange, Violett, Rotbraun, Grüngelb oder Grau. Auraberater benötigen Erfahrung, gute Unterscheidungsfähigkeiten und Intuition, um zuverlässige Aussagen geben zu können, zumal verschiedene Farben an diagnostisch wichtigen Stellen ineinander fließen.

Aber auch jedes Organ strahlt mit einer ganz bestimmten Frequenz. Es ist logisch, daß z. B. der mit der Verdauung beschäftigte Magen eine ganz andere Qualität besitzt als das steuernde Gehirn.

Wenn das Rundfunkgerät nicht auf die Frequenz des gewünschten Senders eingestellt ist, kann dieser nicht gehört werden.

Durch starke Emotionen werden Frequenzen verstärkt. Diese treffen nun das in dem Wellenbereich liegende Organ. Ist das Organ erst einmal gestört, erhöht diese Frequenz wechselwirkend die auslösende Emotion. Ein Mensch, der durch Ärger Magenschmerzen bekommt, wird durch den Schmerz nicht froher. Im Gegenteil, das unangenehme Symptom heizt den Ärger zusätzlich auf.

Leiden nun mehrere Menschen an der gleichen Krankheit, wird die spezielle Schwingung durch die vielen "Sender" verstärkt. So wie die lauten Geräusche die leisen zunächst neutralisieren und dann übertönen, so verstärkt sich die Schwingung, wenn sich viele Menschen in der Abstrahlung gleichen. Diese verstärkte Schwingung vieler kann die schwächere eines einzelnen umpolen. So erklärt sich z. B. die Suggestivkraft der Massen, die eine oft völlig unverständliche ansteckende Hysterie riesiger Menschenmengen nach sich zieht.

Krank durch Resonanzwirkung

Personen, die immer mit Menschen des gleichen Krankheitstyps zu tun haben, entwickeln eine größere Disposition, die gleiche Krankheit zu bekommen. Die beiden Ärzte M.L. KOTHARI und L.A. METHA, Autoren des ausgezeichneten Buches "Ist Krebs eine Krankheit" (vergriffen), Rowohlt Verlag, Reinbek bei Hamburg, berichten hierin, daß Mediziner, die sich ein Leben lang mit Krebskranken beschäftigt haben, selber besonders häufig an Krebs erkrankten. SOLSCHENIZYN berichtet in seinem Buch "Krebsstation" über das rührende Schicksal von Ludmilla Afanasyevna. Diese Strahlentherapeutin bekämpfte die bösartigen Leiden bei Patienten und wurde selbst ein Opfer des Krebses.

III.

Betrachtet man dieses Geschehen umgekehrt, so können ähnliche Schwingungen aber auch Heilung herbeiführen. SAMUEL HAHNEMANN (1755 bis 1843), der Entdecker der Homöopathie, brachte dieses Phänomen auf eine einfache Formel: "Ähnliches wird durch Ähnliches geheilt". Nach dem Stich einer Biene erzeugt das eindringende Bienengift (Apisinum) Brennen, Stechen, Rötung, Schwellung und Hitze der betroffenen Körperregion. Charakteristisch sind die zusätzlichen Symptome: Schläfrigkeit, Durstlosigkeit und Besserung durch Kälte.

Verursacht nun eine Krankheit ähnliche Symptome wie nach einem Bienenstich, so kann sie durch verschütteltes und immer mehr potenziertes (eine energiereiche Verdünnung) Bienengift geheilt werden. Je mehr Krankheitssymptome denen gleichen, die nach einem Bienenstich auftreten, um so wirksamer sind große Verdünnungsgrade des therapeutischen Bienengiftes. Warum ist das so?

Der Mensch besteht aus
1. dem materiellen, vergänglichen Körper,
2. der nichtmateriellen, unvergänglichen Seele.

Auch Krankheiten resultieren aus
a) seelisch-geistigen
b) körperlichen Ursachen.

Emotionen, Angst, Trauer, Haß, Neid u.s.w. stören zuerst die Psyche bzw. die Seele. Die veränderte Resonanz trifft anschließend den materiellen Körper und läßt ihn erkranken. In den meisten Fällen wird jedoch immer nur der Körper und fast nie die gestörte Seele behandelt. Darum stehen solche Medikamente bei Wissenschaftlern hoch im Ansehen, die nachweisbar auf körperliche Funktionen und Organe einwirken. Trifft jedoch eine Arznei nur den Körper und erreicht dabei nicht die Ursa-

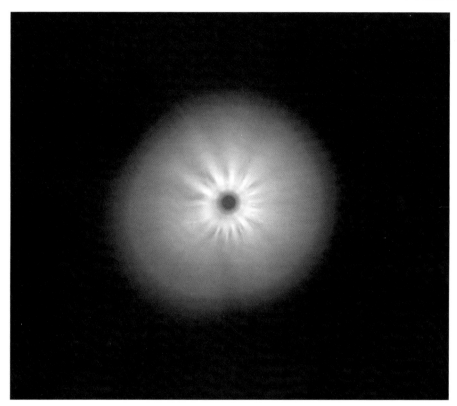

Bild 37:

Das Strahlenbild der Tollkirsche in homöopathischer Aufbereitung (Belladonna D 200). COLORPLATE® Verfahren, Originalabzug von Dr. rer. nat. Dieter Knapp, aus seinem Buch: "Unser strahlender Körper", Verlag Droemer & Knaur

che, die Seele, darf man sich nicht wundern, wenn Heilung ausbleibt. Solche Medikamente beseitigen im günstigsten Fall kurzfristig das Krankheits-Symptom. Die tiefsitzende Krankheit bleibt jedoch unangetastet. Diese Medizin wirkt nur so lange, wie ihre materiellen, meist seelenlosen Stoffe in der Körpermaterie konzentriert sind. Die Organe versuchen nun, diese konzentrierten, nicht selten sehr schädlichen Substanzen, schnellstens wieder abzubauen. Ein Kranker kann oft lange Zeit durch stark wirkende Arzneimittel sein unangenehmes Symptom immer wieder für einen kleinen Zeitraum beseitigen. Die Nebenwirkungen dieser Therapieform verursachen oft weitere körperliche Schäden. Auch die Seele kommt zu kurz. Die dauernde Ausschaltung des Krankheitssymptoms verhindert, daß der Kranke sich mit der tieferen Ursache seines Leidens auseinandersetzt oder gar sein krankheitsförderndes Leben korrigiert.

HAHNEMANN sprach bei Krankheiten von "gestörter Lebenskraft". Potenziert man jetzt durch energiereiche Verschüttelung und immer fortlaufende Verdünnung z.B. das Bienengift, so löst sich der materielle Stoff von der formenden Energie. Da die materiellen Teile immer mehr schwinden, können sich die auf der "Wellenlänge" Bienengift liegenden Informationen und Energien immer mehr ausdehnen, denn eine Behinderung durch materielle Masse wird mit jedem Potenzierungsgrad geringer. Wenn ich Holz verbrenne, tritt ebenfalls eine Wandlung ein: Das Holz verschwindet, doch die Hitze der Flammen setzt Energie frei.

Die nichtstoffliche, energetische Information verbindet sich mit dem ursprünglichen Teil der Krankheit, den seelischen Störungen, und erzeugt eine Überlagerung mehrerer Schwingungen, eine sog. "Interferenz". Ein Beispiel mag das verdeutlichen: Wie kann ich meiner Nase den störenden Knoblauchgeruch eines Mitmenschen ersparen? Ich esse Knoblauch. Dadurch, daß ich die gleiche Geruchsschwingung in mir selber habe, "lösche" ich den Geruch meines Gegenübers und nehme ihn nicht mehr wahr.

Inzwischen wurde fotografisch nachgewiesen, daß auch Pflanzen und homöopathische Arzneien eine Ausstrahlung oder Aura besitzen. So zeigt z.B. Belladonna D 200 (Tollkirsche) eine große, rosa-violett-weißliche Aura (siehe Bild 37).

Die Verdünnung D 200 ist kaum noch vorstellbar. Eine Eins mit 200 Nullen dahinter. Vom ursprünglichen Stoff Belladonna ist nach der 23. Null schon kein Molekül mehr vorhanden. Ein Kranker mit einer rosa-violett-weißlichen Aura würde in der gleichen oder ähnlichen Aura von Belladonna D 200 sicher sein passendes Heilmittel finden und die "gestörte Lebenskraft" durch diese Arznei wiederherstellen.

Die Homöopathie wurde in den 200 Jahren ihrer Existenz von Gegnern heftig bekämpft. Man konnte sich nicht vorstellen, daß "Nichts" Krankheiten heilen kann. Doch die praktischen und großen Erfolge der gekonnten Homöopathie machten sie allen Angriffen zum Trotz unsterblich. Neuere Forschungen junger Wissenschaftszweige, der Kybernetik (Wissenschaft von den Regelkreisen und Vernetzungen) und der Informatik bringen ständig weitere Erkenntnisse über die Wirkungsweise der Homöopathie.

Kapitel 10

Auch die Mundwinkel können Signale geben

• Was Mundwinkel, Lippen und Haut über das Blut aussagen •
Wie es zur Blutarmut kommt • Die bedeutendsten Blutkrankheiten
• Blut als der "besondere Saft" • Blut als Bindeglied zwischen
Körper und Seele • Vom richtigen Umgang mit "Blutwerten" • Das
limbische System • Wirkung und Folgen des Rauchens

Solange Du nach dem Glücke jagst,
bist Du nicht reif zum Glücklichsein,
und wäre alles Liebste Dein.

Solange Du um Verlorenes klagst,
und Ziele hast und rastlos bist,
weißt Du noch nicht, was Friede ist.

Erst wenn Du jedem Wunsch entsagst,
nicht Ziel mehr noch Begehren kennst,
das Glück nicht mehr mit Namen nennst,

dann reicht Dir des Geschehens Flut,
nicht mehr ans Herz,
und Deine Seele r u h t.

Hermann Hesse (1877-1962)

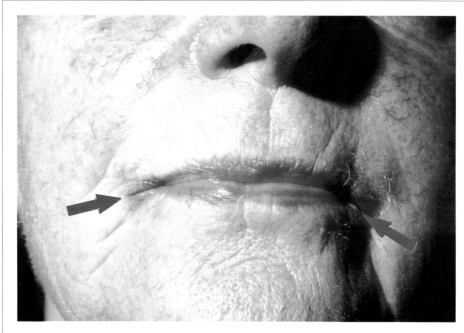

Bild 38:

Eingerissene, wunde Mundwinkel.

I.

An *ständig wunden Mundwinkeln bilden sich oft Einrisse*. Diese sogenannten *"Mundwinkelrhagaden"* sind keine üblichen Falten. Die entzündeten Mundwinkel verdicken sich und durch die große Spannung in Verbindung mit dem Sprech- oder Kauakt reißen sie ein. Sie sind eine typische Begleiterscheinung bei Blutarmut durch Eisenmangel. Diese Blutarmut reduziert oft die Abwehrkraft. Pilze können sich bei einem geschwächten Immunsystem krankhaft vermehren. Sie werden wegen der verminderten Körperabwehr nicht auf das normale Maß abgetötet und nehmen überhand. Aus diesem Grund sind in den Mundwinkelrhagaden nicht selten krankhafte Pilzstämme angesiedelt.

Bei der durch Eisenmangel ausgelösten Blutarmut sind der Blutfarbstoff (Hämoglobin) und die roten Blutkörperchen (Erythrozyten) vermindert. Die Kranken klagen über Leistungsabfall, Vitalitätsverlust, chronische Müdigkeit, Schwäche und ein nachlassendes Immunsystem. Die Eisenmangelanämie ist die häufigste Form der Blutarmut.

Wie auch bei der abgebildeten Patientin (Bild 38) fand ich bei Blutarmut fast regelmäßig einen *mäßig blassen, leicht schmutzig-gelblichen Hautton*. Bei stärkeren Anämien beobachtete ich *helle Entfärbungen der Unterlippe*. Auf Bild 39 zeigt die Unterlippe einen hellen Strich. Aber auch *helle blutleere Inseln der Unterlippe* konnte ich häufig sehen (vgl. auch Beschreibung für Bild 12). Typische weitere Zeichen des Antlitzes und der Zunge machen die Diagnose ohne Labor immer sicherer und schützen auch vor Fehleinschätzungen.

Ist ein Mensch nur blaß, so ist das nicht unbedingt ein Zeichen für Anämie. Blässe ist oft auf funktionelle Gefäßverengung zurückzuführen.

Blasse Menschen ohne Blutarmut klagen dann auch nicht über Leistungsabfall und Müdigkeit.

Ursachen für Eisenmangelanämie sind oft Menstruationsblutungen bzw. Gebärmutterblutungen, versteckte innere Blutungen, zuwenig Eisen in der Nahrung oder mangelhafte Aufnahme des Nahrungseisens durch zuwenig Magensäure und ungenügende Aufnahme durch den Magen und Darm.

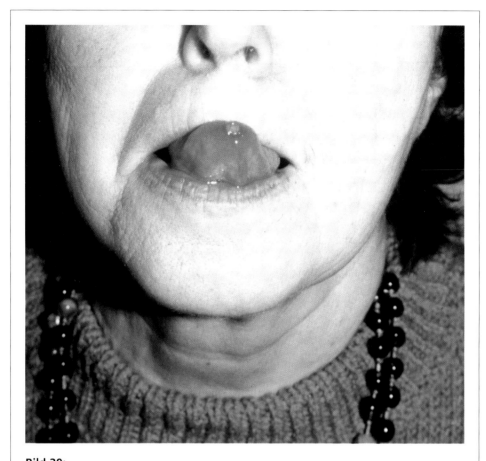

Bild 39:

Strichförmige, helle, blutleere Unterlippe einer Kranken mit Blutarmut. Die Folge: Ständig eitrige Mund- und Zungengeschwüre.

Dabei wird oft vergessen, daß Kupfer ein wichtiger Bestandteil bei der Blutbildung ist. Kupfer befindet sich in vielen Enzymen und hat die Aufgabe, Eisen zu mobilisieren. Fehlt Kupfer, kann selbst bci normalem Eisenspiegel eine Eisenmangelanämie auftreten. Ein Mangel an Kupfer verursacht Membranschäden der roten Blutkörperchen. Kupfermangel führt nicht selten zu feinen Rissen in den Arterien (blaue Flecken) und begünstigt die Blutungsneigung. Sollte eine innere Blutung die Eisenmangelanämie erzeugen, wird sie durch den Kupfermangel noch verstärkt.

Die wichtigste Funktion von Kupfer ist die Wirkung auf den Sauerstoff in der Atmungskette (Cytochromoxydase). So wie das Holz ohne das zündende Feuer nicht brennen kann, so kann der Sauerstoff ohne Kupfer die Zellen nicht versorgen. Dies bedeutet, daß trotz ausreichendem Sauerstoffgehalt, ein Mensch bei Kupfermangel ersticken würde. Kupfer erhöht die Spannkraft des Bindegewebes, verhindert vorzeitige Hautalterung, braune Altersflecken und frühzeitiges Ergrauen.

II.

Wesentlich seltener ist die Blutbildung im Knochenmark gestört. Fehlen z.B. wichtige Bausteine für die Blutproduktion im Knochenmark wie z.B. Vitamine oder ist das Knochenmark selber erkrankt, kann es nur noch unvollkommen neues Blut erzeugen.

Auf der anderen Seite muß die Milz die überalterten, starren Blutkörperchen nach drei Monaten aus dem Kreislauf ziehen. Ist die Milzfunktion gestört, zieht sie zuviel Blutkörperchen aus dem Lebenssaft. Meist ist die Milz hierbei vergrößert. Die Balance zwischen Erzeugen und Entfernen des Blutes verschiebt sich krankhaft und Blutarmut tritt auf.

Blut – der besondere Saft

Die Hämatologie, die Lehre über die Blutkrankheiten, ist ein großes medizinisches Spezialgebiet. Dennoch finden sich alle Erkrankungen des Blutes in einer der nachstehend aufgeführten Gruppen:

1. Krankheiten, bei denen die roten Blutkörperchen (Erythrozyten) oder der Blutfarbstoff (Hämoglobin) oder beide betroffen sind.

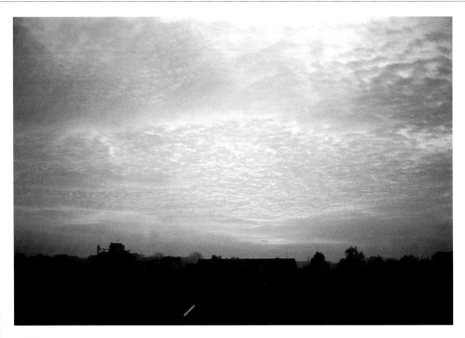

Bild 40:

Die Brücke zwischen Tag und Nacht ist die Dämmerung. Die Brücke zwischen Körper und Seele ist das Blut.

2. Krankheiten, die auf die weißen Blutkörperchen (Leukozyten) beschränkt sind.

3. Krankheiten, bei denen nur die Blutplättchen (Thrombozyten) und die Gerinnungsfähigkeit des Blutes betroffen sind.

Rote Blutkörperchen und Blutfarbstoff sind hauptsächlich für die Sauerstoffübertragung, weiße Blutkörperchen für Infektionsschutz und Abwehrvorgänge, und Blutplättchen für die Blutgerinnung verantwortlich.

III.

GOETHE läßt Mephistopheles in seinem "Faust" sagen: "Blut ist ein ganz besonderer Saft". Was ist nun das *ganz* Besondere am Blut? Blut hat herausragende Eigenschaften, die Organe nicht aufweisen. Blut ist das Beweglichste im Körper. Es lebt auch bedeutend länger als Organe und Bindegewebe. Blut besteht noch mehrere Tage nach dem Tode (gekühlt Monate) und kann dann noch Lebenden übertragen werden. Bei Organverpflanzungen dagegen muß ganz kurzfristig transplantiert werden. Wenn Blut länger lebt als Organe, muß es mehr Lebensenergie besitzen. Die Seele besitzt die größte Energie. Sie ist unsterblich. Darum muß Blut der Seele näher stehen als Organe.

CHRISTOPHER VASEY beschreibt in seinem Buch "Das Blutgeheimnis", Verlag der Stiftung Gralsbotschaft, Stuttgart, daß das Blut die Brücke zwischen Körper und Seele ist. Er steht mit dieser Erkenntnis nicht allein, und eine Menge Begleitumstände sprechen dafür. Denn: Die Natur braucht immer eine Brücke der Verbindung. Die Brücke zwischen Tag und Nacht ist die Dämmerung des Morgens oder Abends. Die Brücke zwischen Sommer und Winter ist der Herbst, zwischen Winter und Sommer der Frühling. Blut bildet die Brücke zur Seele.

Weil die Seele über das Blut mit dem Körper verbunden ist, ist es normal, daß Blut als letztes stirbt. Warum? Weil es am längsten die an die Seele gekoppelte Lebenskraft erhält. **Erst mehrere Tage nach dem Tode verschwindet das Blut und die Gefäße sind plötzlich leer. Dann hat sich die Seele vollkommen vom Körper gelöst. Dann erlischt die Aura. Die Ausstrahlung der Seele und des Blutes baut die Aura, die feinere Ausstrahlung des Menschen auf.** Diese Aura kann heute technisch sichtbar gemacht werden (siehe Bild 35, 36 + 37).

Nach Amputationen empfinden die Betroffenen noch nach Jahren und Jahrzehnten Schmerzen in dem fehlenden Glied. Die bedauernswerten Kranken beschreiben ganz bestimmte Abschnitte wie z.B. den "kleinen Finger" oder den "großen Zeh". Diese sehr bekannten "Phantomschmerzen" beweisen, daß nicht nur die Masse der körperlichen Materie empfindet, sondern daß Empfindungen auch dort auftreten, wo gar kein Körpergewebe mehr vorhanden ist. Dieser bekannte Sachverhalt dokumentiert eindeutig, daß mehr in den Menschen existiert als sichtbare körperliche Glieder und Organe. Der Grund für die Phantomschmerzen liegt darin, daß die von der Seele gebildete Ausstrahlung oder Aura weiter ausstrahlt.

Wir sagen: "Essen und Trinken hält Leib und Seele zusammen". Der gesunde Menschenverstand des Volksmundes erkennt hier klar, daß Leib und Seele zweierlei sind. Wenn aber zwei verschiedene Formen zueinander finden müssen, so benötigen sie hierfür eine Brücke.

IV.

Im Blut sind Sauerstoff, Hormone, Antikörper, Vitamine, Fermente und Mineralien enthalten. Bei Stoffwechselstörungen, ungenügender Ausscheidung oder Organerkrankungen können sich Stoffe krankhaft vermehren. Wir prüfen den Gehalt an Zucker, Cholesterin, Gallenfarbstoffe, Organ- und Muskelenzyme, Harnsäure, Blutfette und andere Stoffe des Blutes und bestimmen hiermit den Krankheitsgrad oder die relative Gesundheit. Wie krank ist nun das Gewebe, die Organe, wenn das Blut schon Schäden zeigt? Ist nicht das eine vom anderen abhängig? Immer wenn die Ganzheit fehlt, zerbricht die Harmonie. Störungen der Harmonie machen krank.

Vom Umgang mit den "Blutwerten"

Prof. BIESALSKI demonstrierte in seiner preisgekrönten Arbeit, daß bei einem Mangel von Vitamin A im Körpergewebe, der Vitamin A-Spiegel *im Blut* vollkommen normal war. Zwei weitere Preisträger, Prof. ZIDEK und Prof. SPIEKER haben nachgewiesen, daß bei einem Magnesiummangel in der Zelle, der Magnesiumgehalt *im Blut* völlig normal war. Diese sensationellen Dokumentationen belegen zweierlei:

1. Eine Analyse des Blutes spiegelt keinesfalls immer den Krankheits- oder Gesundheitszustand der Organe und des Gewebes wieder. Untersuchungsergebnisse des Blutes müssen daher weit vorsichtiger bewertet werden.

2. Wenn also bei Mangelzuständen (wie jetzt bei Vitamin A und Magnesium nachgewiesen) das Blut besser versorgt wird als die Organe, dann muß Blut für den Körper wichtiger sein.

Aber warum stehen die Organe im Dienste des Blutes? Weil nur das Blut die Lebenskraft an die Organe bringt.

Erzeugt nun falsches Verhalten eine Krankheit, so hindert nicht selten das eingetretene Leiden den Körper, einen falschen Lebensweg fortzusetzen. Wird das Kranheitssymptom durch Medikamente unterdrückt, kann dies auch seelisch schädigen. Die Symptomverdrängung befreit den Kranken davor, sein krankheitserzeugendes Verhalten zu korrigieren. Viele Menschen werden deshalb nicht gesund, weil die Ursache des Leidens, die Seelenverfassung (z.B. Kummer, Wut, Einsamkeit, Sorgen und andere), nur selten berücksichtigt wird.

Allerdings kann eine körperliche Krankheit auch die Seele reparieren. Bei Beschreibung der *steilen Kinnfalten* habe ich schon darauf hingewiesen, daß Depressionen, schizophrener Schub und Psychosen abheilten, wenn *organische* Krankheiten wie Bronchialasthma oder geschwürige Dickdarmentzündung auftraten.

Wie ausgeführt, bleibt die Zusammensetzung des Blutes länger stabil als die der Organe und Gewebe. Wenn aber nun das Blut selbst krankhafte Störungen zeigt, ist daraus abzuleiten, daß die Organe schon lange vorher in Unordnung waren. Mediziner haben festgestellt, daß über 70 % der Menschen chronisch krank sind. Rechnet man die große Gruppe funktionell und seelisch gestörter Kranker hinzu, ist das Endresultat erschreckend.

Erkrankte Organteile lassen sich mit dem chirurgischen Skalpell technisch einfach herausschneiden... Nicht immer jedoch wird der Patient durch Operation geheilt. Wie Sie bei der Beschreibung der steilen Mundwinkelfalten gelesen haben, wurden mehr als die Hälfte aller Magenkranken, bei denen Teile des Magens operativ entfernt wurden, psychisch krank. Sie reagierten mit Süchten und asozialem Verhalten.

Wenn wir diese Analogien betrachten, begegnet uns ständig die "unsichtbare" Seele.

Eine weitere wichtige Schaltstelle zwischen Seele, Blut und Körper ist das *"Limbische System"*, die Hirnregion der "Gefühle". Es beeinflußt über einen Teil des Zwischenhirns (Hypothalamus) und die Hirnanhangdrüse (Hypophyse) die Ausschüttung von Hormonen. Hormone liefern ganz schnell Botschaften an unser vegetatives Nervensystem, Organe und Bindegewebe. Im Zustand des Verliebtseins z. B. bildet ein Mensch vermehrt "gonadotropine Hormone". Diese Hormonart beschleunigt die Blutzirkulation, läßt erröten und erzeugt weite Pupillen (siehe Bild 3, 17 und die Beschreibung über die Bedeutung weiter Pupillen bei Bild 32).

Gute Gründe, um mit dem Rauchen aufzuhören

Die Sauerstoffabsättigung des arteriellen Blutes beträgt bei Gesunden 95-97 %. Durch Rauchen kann man diesen Wert verschlechtern. Außer dem Gefäß- und Blutgift Nikotin wird über den Rauch Kohlenmonoxyd zugeführt. Das Hämoglobin (Träger des Blutsauerstoffes) nimmt nun 300 Mal leichter Kohlenmonoxyd auf als Sauerstoff. Das Kohlenmonoxyd blockiert das Hämoglobin und der Sauerstoff kann sich nur in geringerem Maße mit dem Hämoglobin verbinden. Das hat zur Folge, daß der Sauerstoffgehalt in den roten Blutkörperchen sinkt.

Wenn auch immer gern über Raucher mit hohem Alter berichtet wird, es gibt sie kaum. Nach einer britischen Studie bei über 34.000 Ärzten stirbt die Hälfte aller 35 Jahre alten Raucher vor ihrem 70. Geburtstag. Die Wahrscheinlichkeit, zwischen 55 und 65 zu sterben, ist für Raucher dreimal so hoch wie für Nichtraucher. Das sind schwerwiegende Gründe, mit dem Rauchen aufzuhören.

Süchte sind weitverbreitete Übel. Abhängige Menschen entwickeln auf schädliche Stoffe ein außer Kontrolle geratenes Verlangen. Sie werden z.B. durch Nikotin, Alkohol, chemische Medikamente, Kokain, Opiate, große Mengen von Süßigkeiten oder Nahrungsmitteln (zwanghafte Eßsucht) u.a. beherrscht. Sie selber und ihre Mitmenschen wissen genau, daß diese Abhängigkeiten den Körper ruinieren. Dennoch wird das Verlangen nach diesen Substanzen immer größer und der sinnlose Verbrauch solcher Stoffe nimmt zu. Es scheint, als wenn sämtliche Vernunft bei den Abhängigen ausgeschaltet wurde. Der Körper warnt bei den ersten Kontakten mit diesen schädlichen Stoffen. Die erste Zigarette schmeckt nicht. Dem Erstraucher wird übel oder er bekommt Herzrasen und unangenehmen Ausbruch von kaltem Schweiß. Der erste stärkere Alkoholgenuß erzeugt in der Regel Erbrechen, Schwindel und anschließende Kopfschmerzen.

Setzt sich ein Mensch über diese deutlichen Zeichen seines Körpers hinweg und konsumiert solche schädlichen Substanzen weiter, erfolgt zunächst Gewöhnung und danach paradoxerweise zunehmendes Verlangen nach diesen Übeltätern. Letztlich beherrscht der Stoff den Abhängigen. Oft unterliegt solch ein Mensch noch einer verhängnisvollen weiteren Sucht: Viele Trinker rauchen z.B. auch. Es scheint, als werden Süchtige immer tiefer in das Verderben gestoßen. Wer die Natur beobachtet, erkennt, daß nur Gesundes langfristig überlebt.

Erste Krankheitssymptome zeigen dem Abhängigen, daß er sich auf seinem Lebensweg von der Gesundheit entfernt. Der Sucht erzeugende Stoff verrät besonders bei ersten Kontakten hiermit seine gravierenden Giftwirkungen. Dennoch setzt sich ein Teil der Betroffenen über diese unübersehbaren Signale hinweg. Die üblen Symptome bewirken bei ihnen keine Änderung des Fehlverhaltens. So entwickeln diese Kranken einen Selbstmord im Zeitlupentempo. Steckt in jedem Menschen ein diesbezügliches Programm zur Selbstzerstörung, wenn er von dem natürlichen Weg abweicht? Obwohl Krankheit, zunehmender Verfall und Siechtum die Lebenskraft verzehren, gelingt es nur wenigen, sich von ihrer Sucht zu befreien. Auch folgender Vorgang ist unübersehbar: Je mehr wir den Körper wiederholt mit gleichen, unzuträglichen Stoffen belasten, umso stärker wird er hiervon abhängig. Ist dieser Mechanismus ein gewollter Vorgang einer Naturordnung, die danach trachtet, das aus ihrem System Gefallene schneller in die Zersetzung ihres Schoßes zu ziehen? Dennoch gestattet sie es, auf den Weg ihres Planes zurückzukehren. Mit Hilfe seines Willens kann der Mensch jederzeit das Steuer in Richtung Gesundheit und Leben herumwerfen.

Nach erlittenem Herzinfarkt verändert sich oft der betroffene Mensch. Die Todesangst und die fürchterlichen Schmerzen hinter dem Brustbein sind für ihn so einschneidend, so schockierend, daß er aus eigenem Willen heraus nie wieder raucht. Nichtrauchen senkt das Infarktrisiko drastisch. Unter Herzinfarktkranken finden sich siebenmal mehr Raucher als Nichtraucher.

Oft erzwingt die Krankheit ein gesünderes Verhalten. Wenn wir jedoch freiwillig unser Verhalten in positive Bahnen lenken, braucht dies nicht mehr durch Krankheiten erzwungen zu werden.

Kapitel 11

Falten neben, unter und zwischen den Augen verraten vieles und prägen den Ausdruck des Blickes

• Lachfalten neben den Augen • Die Bedeutung tiefer Augenfalten • Die Folgen des Alkoholismus • Wenn die Leber überfordert ist • Die Leber als "Frühlingsorgan" • Querfalten und Wirbelsäulenleiden

Die Dinge sind nie so,
wie sie sind.
Sie sind immer das,
was man aus ihnen macht.

Jean Anouilh (1910-1987)

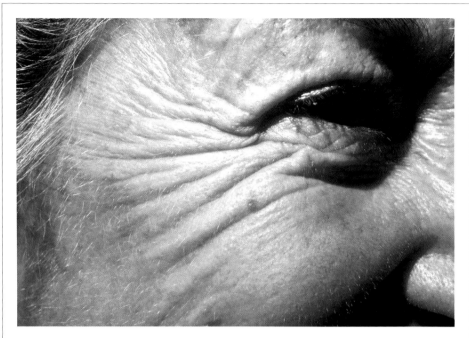

Bild 41:

Lachfalten neben den Augen. Zum Vergleich: Bei der Frau auf der Titelseite dieses Buches sind sie geringer ausgeprägt.

Oberlidschwellungen (Oberlid-Ödeme, Bild 41a+42a) verraten meist Herzschwäche. Ist die Herzmuskulatur geschwächt, verbleibt zu viel dunkles, verbrauchtes Restblut in Gewebe und Organen. Als Folge entwickeln sich schädliche und stauende Blutüberfüllungen in Leber, Darm, Milz, Magen und anderen Organ- und Bindegeweben. Da auch die Nieren durch den herzbedingten Stau betroffen sind, arbeiten auch sie unzureichend und scheiden zu wenig Flüssigkeit aus: Die Kranken werden wassersüchtig. Besonders abends haben sie dicke Fußrücken und Knöchel. Diese Schwellungen hinterlassen nach Daumendruck tiefe Dellen.

"Lachfalten neben den Augen" treten bei innerlich fröhlichen Menschen eher auf als bei ernsten oder gar melancholischen. Sie geben den Augen oft eine positive Ausstrahlung und lassen den Blick lebendig werden.

Diese Falten zeugen jedoch auch von einer nachlassenden Elastizität des Bindegewebes. Sie können waagerecht oder halbkreisförmig das äußere Auge umrahmen und nehmen im Alter zu.

Personen mit diesen Fältchen neben den Augen haben häufig in längeren oder kürzeren Zeitabständen Hämorrhoidalbeschwerden.

Bei Beschreibung der *Faltenbildung zwischen der Unterlippe und dem Kinn* (siehe Bild 22) wurde ausführlich über die verschiedenen Ursachen sowie über die Symptomatik des Hämorrhoidalleidens berichtet. Hier findet sich auch der Hinweis, daß fast immer eine Bindegewebsschwäche den Grundstein für diese Krankheit legt.

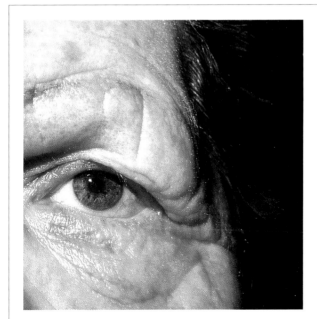

Bild 41a:

Oberlidschwellung. Zusätzliche Steilfalten sind hierauf selten. Treten sie jedoch mit angeschwollenen Oberlidern zusammen auf, ist die Herzschwäche meist Folge einer Unterfunktion der Schilddrüse.

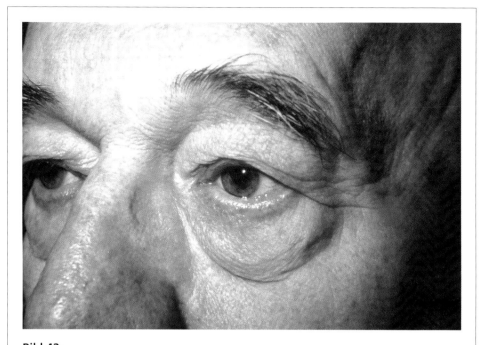

Bild 42:

"Tränensäcke" mit feinsten Fältelungen.

Falten unter den Augen bilden sich oft nach oder bei *Säckchenbildungen unter den Augen*. Diese *"Tränensäcke"* oder *Unterlid-Ödeme* treten bei verschiedenen Erkrankungen auf: Es können Nieren-Blasen-, Prostata-, Herz- oder weibliche Unterleibsleiden, Hormonstörungen oder auch allergisch bedingte Gewebswassereinlagerungen dahinterstecken. Auch bei akuten Neben- bzw. Stirnhöhlenerkrankungen fand ich Säckchenbildungen unter den Augen. In "Äußere Kennzeichen innerer Erkrankungen" wird ausführlich beschrieben, wie diese Leiden aufgrund der typischen oder zusätzlichen Antlitzzeichen voneinander abgegrenzt werden. Nur bei diagnostischer Erfassung der Ursache, kann eine gezielte Therapie helfen.

Die Aufquellungen unter den Augen wechseln. Mal sind die Säckchen prall gefüllt, dann entleert sich die Flüssigkeit und die Ausdehnung nimmt ab. Dieser ständige Wechsel zwischen Füllung und Entleerung läßt das Gewebe erschlaffen. Auf dieser "ausgeleierten" Hautschicht bilden sich die Falten des Unterlides. Je nach Typ und Hautzustand formen sich Längs- oder Steilfalten. Nicht selten durchkreuzen sich die Fältchen und bilden Quadrate oder Dreiecke.

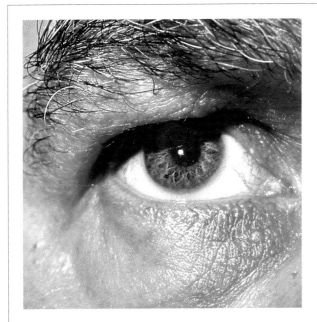

Bild 42a:

Eine diskrete Oberlidschwellung
wird leicht übersehen. Solche geringfügigeren Oberlidschwellungen verraten sich meist dadurch, daß sie das Oberlid wenig überlappen und auf der Schläfenseite mehr herabhängen. Bei diesem Zeichen bessert eine Herzstärkung die unterschiedlichsten Symptome (s. Beschreibung auf S. 118 unten).

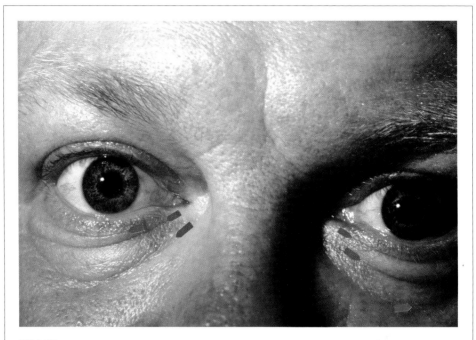

Bild 43:

Säckchen unter den Unterlidern mit ausgeprägten Falten.

Ausgeprägte Faltenbildungen unter den Augen geben oft einen ausschlaggebenden Hinweis. Faltenbildungen unter den Augen wurden im vorangegangenen Text bei Bild 42 beschrieben. Der fortgeschrittene Antlitzdiagnostiker analysiert die faltenfördernden Säckchenbildungen und zusätzliche Zeichen des Antlitzes und der Zunge. Dadurch gelingt ihm die diagnostische Unterscheidung zwischen Nieren-, Blasen-, Herz-, Unterleibs-, Schilddrüsenerkrankungen oder Allergien auf Anhieb.

Die ausgeprägteren Furchenbildungen unter den Augen verraten häufig Trinker. Der ständige Alkoholgenuß verursacht die schnell wechselnden Schwellungen bzw. Säckchen unter den Augen. Alkoholmißbrauch zerstört die Gefäße. Die Kapillaren – das sind die feinsten Übergänge zwischen Arterien und Venen – werden brüchig. Diese geschädigten Gefäße können das Gewebswasser nur noch unvollkommen entfernen. Die häufige Aufgedunsenheit der Alkoholkranken ist eine Folge dieses Geschehens.

Alkoholkranke gibt es in allen Gesellschaftsschichten. Nicht selten wird eine Alkoholabhängigkeit vom Kranken gut getarnt. Die ausgeprägteren Furchenbildungen unter den Augen, meist kombiniert mit Schwellungen, können mithelfen, solch einen verborgenen Alkoholismus aufzuspüren. Bauchspeicheldrüsen-, Herz-, Nervenerkrankungen und Persönlichkeitsveränderungen sind typische Folgen des Alkoholmißbrauches. Am bekanntesten ist die zerstörerische Wirkung des Alkohols auf die Leber.

Neben Alkohol können auch andere Gifte und spezielle Krankheiten die Leber schädigen. Die Tücke liegt darin, daß der Betroffene hier keinerlei Schmerzen verspürt.

Wichtige Organe besitzen keine Nerven, die vom Organgewebe zum Gehirn ziehen (sensible Nerven). Binde- und Stützgewebe ist mit sensiblen Nerven versorgt und reagiert mit Schmerzen. Erkrankt ein Organgewebe (Parenchym) isoliert, so wird der Befallene nicht durch Schmerzen gewarnt. Die Natur hat diese Besonderheit als "Schutzvorrichtung" vorgesehen. Ein Schmerz in einer lebensnotwendigen Spezialabteilung des Körpers, z.B. Leber, Lunge oder Niere, zöge eine Verkrampfung des gesamten Organes nach sich. Dieses würde durch langanhaltende Dauerkrämpfe in seiner Tätigkeit gelähmt und könnte hierdurch die lebensnotwendigen Aufgaben nicht mehr erfüllen. Eine schwere Schädigung des Körpers oder gar der Tod des Betroffenen wäre die Folge. Schmerzen, die scheinbar von einem Organ ausgehen, stammen aus der *bindegewebigen* Halte-, Stütz-, Kapsel- oder Muskelsubstanz. So er-

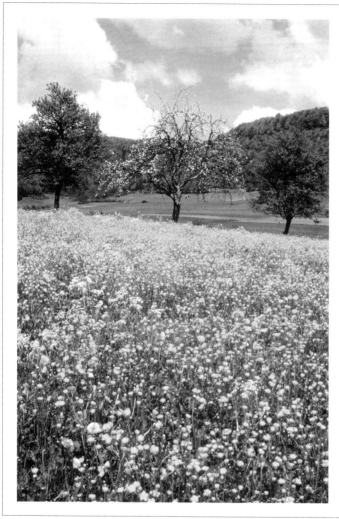

Bild 44:

Im Frühling, "der Jahreszeit der Leber", entfaltet die Leber ihre größte Funktionskraft. Ist die Leber jedoch geschwächt, kann sie diese Maximalforderung im Frühling nicht entfalten. Dadurch leiden andere Organe. Bricht z.B. ein Magengeschwür im Frühling aus, so ist das Magenleiden ohne Behandlung der Leber kaum heilbar.
Alle Krankheiten oder Störungen, die im Frühling auftreten, heilen wesentlich schneller, wenn die Leberfunktion gestärkt wird.

zeugt z.B. ein schmerzhafter Infarkt des ausschließlich *bindegewebigen* Herzmuskels bei 58 % der Betroffenen einen tödlichen Herzstillstand.

Der Vorteil der Schmerzunempfindlichkeit von Organgeweben hat den Nachteil, daß bei langanhaltenden, chronischen Organerkrankungen ein Leiden oft zu spät entlarvt wird. Die Natur hat aber noch weitere Warnsignale geschaffen. Der Organismus entwickelt Beschwerden an anderen Körperstellen. Werden diese Beschwerden ignoriert oder "auf die Nerven" geschoben, dann sind alle Behandlungsversuche meist erfolglos.

Die Natur signalisiert auch ganz frühzeitig im Antlitz, an der Haut und auf der Zunge, wo der oft verborgene Krankheitsherd zu finden ist.

Das Bindegewebe ist immer beteiligt

Wenn Organe träge arbeiten oder erkrankt sind, schmerzt oft das Bindegewebe (Mesenchym). Mangelhafte Funktion von lebensnotwendigen Organen führen zu einer Verschlackung dieses Bindegewebes. Das Bindegewebe findet sich im gesamten Körper. So sind z.B. degenerative Gelenk-, Wirbel- und Bandscheibenleiden oder rheumatische Krankheiten allesamt Bindegewebsleiden. Bindegewebsleiden sind fast immer schmerzhaft. Die Schmerzsymptome sind ein Hilferuf des Körpers. Erkrankungen des Bindegewebes sind hartnäckig und oft die Folge nicht erkannter organischer Störungen. **Es ist bekannt, daß z.B. Lebererkrankungen Gelenkschmerzen erzeugen können. Gelangen Gallensäuren in die Haut, treten nicht selten Hautjucken und Hauterkrankungen auf. Oft ist eine ständige Müdigkeit oder Schwäche das einzige Symptom, welches auf ein Leberleiden hinweist. Aber auch Kopfschmerzen, besonders rechtsseitig über oder hinter dem Auge, können durch Leberstörungen ausgelöst werden.**

Schlechteres Sehen ist häufig ein Fernsymptom nicht erkannter Leberleiden. Hartnäckige Hautkrankheiten sind oft Folge ungenügender Entgiftung durch innere Organe (Leber, Niere, Darm, Lunge). Die Haut ist ein weiteres großes Entgiftungsorgan. Konzentrierte Schlackenansammlung in der Haut erzeugt Hautleiden. Wird eine Hautkrankheit unterdrückt (z.B. durch Cortison), führen die nicht ausgeschiedenen Gifte zu inneren Leiden. Rheuma bessert sich fast immer, wenn die Haut wieder atmet und Giftstoffe über den Schweiß absondert.

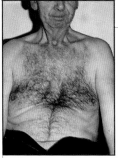

Bild 45:

Leberentzündung oder Unterbrechung des Gallenganges durch einen eingeklemmten Stein (Koliken) oder andere Ursachen erzeugen eine Gelbsucht (Ikterus). Bei Leberentzündung ist die Verfärbung des Augenweißes (Sklera) und der Haut rotgelb, bei Gallengangshindernis grüngelb.

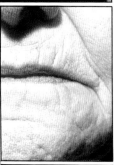

Bild 46:

Verdickung und Hellung unter der Unterlippe als Ausdruck mangelhafter Leberdurchblutung und Leberstauung. Nebenbefund: Schmale Lippen und steile Ober- und Unterlippenfalten.

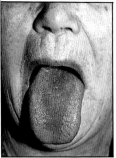

Bild 47:

Trockenheit und Rötung der mittleren Zunge und feine Faltenbildung des Zungenrückens. Dieses sind zwar keine "Leberzeichen", doch sie enttarnten die tiefsitzende Ursache der Leberüberlastung dieser Kranken.

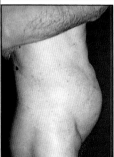

Bild 48:

Ein plötzlich dicker Bauch bei schlanken oder gar abgemagerten Personen sollte von erfahrenen Behandlern auch auf Bauchwassersucht untersucht werden.

So wie die Haut ein großes äußeres, so ist die Leber das bekannteste innere Entgiftungsorgan.

Die Zeit der Leber

Die Leber entfaltet ihre größte Aktivität nachts zwischen 1 und 3 Uhr. Darum wird abends getrunkener Alkohol schneller entgiftet und besser vertragen als ein morgendlich zugeführter.

Viele Menschen leiden unter Durchschlafstörungen. Die meisten Durchschlafstörungen treten nachts zwischen 1 und 3 Uhr auf. Hier hilft kein Schlaf- sondern ein Lebermittel. Dagegen sind Einschlafstörungen meist psychisch bedingt.

Daneben entfaltet die Leber im Frühjahr ihre größte Aktivität. Die Chinesen sagen: "Die Seele hat ihren Sitz in der Leber". Die Seele aber ist etwas Unsterbliches. Erleben wir im Frühling nicht immer wieder, wie aus der eisigen Grabeskammer des "toten" Winters im Frühling das neue Leben erwacht? Wenn es wieder milliardenfach grünt und blüht, erleben wir die ungeheure Kreativität dieser Jahreszeit. Die Funktionssteigerung des Leberorgans im Frühling sorgt dafür, daß alle nicht restlos abgebauten Schlacken des langen Winters schnellstens beseitigt und entgiftet werden. Leberkuren und Leberregenerationen gelingen daher besonders gut im Frühjahr. Alle Erkrankungen, die im Frühling ausbrechen, heilen schneller ab, wenn die Leber zusätzlich behandelt wird.

Aggressivität und Zorn "lassen die Galle überlaufen" und bereiten dem aus der Harmonie gefallenen Menschen Oberbauchprobleme. Galle- und Leberstörungen führen zu Verkrampfungen der mit Gallenblase und Leber korrespondierenden Muskeln und Bänder des Rückens. Die Sehnenansätze ziehen nun bei Galle-Leberstörungen den 4. und 5. Brustwirbel oft in eine Fehlstellung. Nicht selten sind diese Regionen druckschmerzhaft. So sollte bei Galle- und Leberleiden der 4. und 5. Brustwirbel untersucht und gegebenenfalls behandelt werden. Scheinbar isolierte Beeinträchtigungen des 4. oder 5. Brustwirbels normalisieren sich wesentlich schneller, wenn die Leber oder Galle zusätzlich behandelt wird.

Neid oder Geiz hingegen halten die Galle zurück. Sie fließt dann nicht in den Darm, sondern in das Blut und der Betroffene wird z.B. "gelb vor Neid". Im Blut kann die zu starke Konzentration von Galle die Membranen der roten Blutkörperchen vorzeitig zerstören oder auch durch negative Beeinflussung des blutbildenden Knochenmarkes das Blutbild schädigen. Vermehrung von Gallensäuren im Blut ist auch oft die unerklärliche Ursache von Hautjucken oder Hauterkrankungen und die Menschen "fühlen sich in ihrer Haut nicht mehr wohl". Die Galle ist das Produkt der Leber. Gallenblasenleiden treten daher meist mit Leberveränderungen zusammen auf.

Geistige Beweglichkeit, Großmut und Ehrfurcht stärken die Leber. Die Farbe Grün wirkt positiv auf die Leber-Galle-Funktion. Besonders Bauchspeicheldrüsen-, Milz- und Darmstörungen überlasten häufig die Leber. Sie sind oft die unerkannten Wegbereiter chronischer Leberleiden. Auf dem Zungenrücken, auf der Haut und im Antlitz kann das verursachende Organ schnell erkannt werden.

Drastische Leberleiden gehen oft mit *Gelbsucht* einher (siehe Bild 45). *Verdickungen und/oder Hellung unter der Unterlippe* (siehe Bild 46) verraten oft Stauungen oder Durchblutungsstörungen der Leber.

Der Zungenrücken zeigt dem Geübten eine Menge Veränderungen (siehe Bild 47). Hier läßt sich sofort das Organ erkennen, welches die Leber so nachhaltig stört. Der Wissende erfährt über sein "offenliegendes Barometer", die Zunge, welche organische Schwachstelle momentan unterstützt werden sollte.

Schwerere Leberleiden können zur *Bauchwassersucht* (Ascites) führen (siehe Bild 48). Solch eine Krankheit, wie alle fortgeschrittenen Leiden, sollte nur von erfahrenen medizinischen Fachleuten behandelt werden.

Erkennungsübung zur Augenumgebung.

Frage: Was weicht von der Norm ab oder ist auffällig?
Antwort: 1. Die helle Ablagerung über dem inneren Oberlid.
2. Mäßige Säckchen und Fältelungen unter dem Unterlid

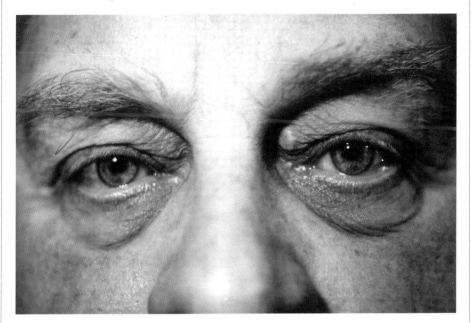

Zu 1.: Weiße oder gelbliche Ablagerungen auf oder in der Nähe der Augenlider bestehen aus nicht abgebauten Fetten (Cholesterine, Lipide). Das Auftreten dieser sogenannten Xanthelasmen verrät oft Leber-Galleleiden (besonders Fettleber). Bei
Zuckerkrankheit, Unterfunktion der Schilddrüse oder Alkoholkrankheit kommen
weiß-gelbliche Fettablagerungen in Augennähe ebenfalls gehäuft vor. Regelmäßig ist jedoch die Leberfunktion geschwächt.

Zu 2.: siehe Beschreibung Bild 42 + 43.

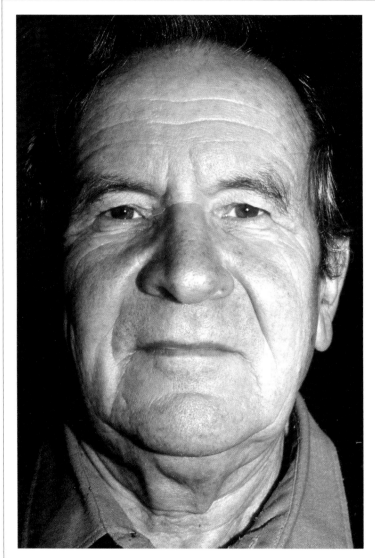

Bild 49:
Die Querfalte über der Nasenwurzel.

Bei Querfalten über der Nasenwurzel ist der Rücken bzw. die Wirbelsäule geschwächt. Manchmal fand ich an der Nasenwurzel sogar 2 oder 3 Querfalten. Viele dieser Menschen mit Querfalten der Nasenwurzel klagen über immer wieder auftretende Rücken- oder Bandscheibenbeschwerden. Tiefere Ursache dieser Erkrankungen sind meist *muskuläre Verspannungen*.

Dabei konnte ich immer wieder beobachten, daß *unterdrückte Aggressionen* den Bereich der Halswirbelsäule, *Trauer und Kummer* die Brustwirbelsäule und *Ängste* die Lendenwirbelsäule schwächen. Den krankhaften Veränderungen von Wirbelkörpern und Bandscheiben gehen fast regelmäßig muskulärer Hartspann durch Verkrampfung voraus.

Aber auch eine unterentwickelte Muskulatur gibt dem Gewebe zu wenig Festigkeit und macht es krankheitsanfälliger. Eine sinnvolle körperliche Aktivität dieser Muskulatur bringt in der Regel positivere Ergebnisse als übermäßige Schonung. Mehr Körperaktivität verstärkt die Muskulatur, trainiert das zu schwache Bindegewebe und fördert die Ausdauer.

Organstörungen durch Wirbelschäden

Eine Reihe von organischen Störungen korrespondieren mit den Wirbeln. So ist bei allen Beschwerden des Kopfes (Schwindel, gestörtes Sehen, gestörtes Riechen, Kopfschmerzen, Blutdruck- und Kreislaufschwankungen, gestörtes Hören) zu prüfen, ob nicht etwa Halswirbel "verschoben", Bandscheiben oder Muskulatur der Halswirbelsäule krankhaft verändert sind.

Ein verlagerter *1. Brustwirbel* ist oft für Beschwerden der Arme und Hände sowie der oberen Atmungsorgane verantwortlich. Störungen des *2. Brustwirbels* erzeugen oft Herzbeschwerden. Der *3. Brustwirbel* kann Bronchial- und Lungen-, der *4. Brustwirbel* Gallen-, der *5.Brustwirbel* Leber-, der *6. Brustwirbel* Magen-, der *7. Brustwirbel* Bauchspeicheldrüsen- und Zwölffinger- und obere Dünndarm-, der *8. Brustwirbel* Milz-, der *9. Brustwirbel* hochsitzende Dickdarm-, der *10. und 11. Brustwirbel* Nieren- und Harnwegs-, der *12. Brustwirbel* untere Dünndarmstörungen auslösen.

Im Bercich der Lendenwirbelsäule führen Störungen oder Erkrankungen des *1.* und *2. Lendenwirbels* zu Dickdarmstörungen (unterer und aufsteigender Dickdarm sowie Blinddarm). Unerklärliche Beschwerden in den Oberschenkeln haben ihren Ursprung meist im *2. Lendenwirbel.*

Auf die Geschlechtsorgane, die Blase und das Knie wirkt der *3. Lendenwirbel.* Ischias und Blasenschließmuskelbeschwerden können ihren Ursprung aus dem *4. Lendenwirbel* beziehen. Der *5. Lendenwirbel* kann die Unterschenkel und Füße beeinflussen.

Hüft-, Gesäß- und Hämorrhoidalbeschwerden können aus dem *Kreuz- und Steißbein* stammen. Letztere sind Ausläufer der Wirbelsäule, und sitzen unterhalb der Lendenwirbelsäule. Siehe Übersicht "Wechselwirkungen zwischen Wirbelsäule und Organen ..."

Organische Störungen sind selbstverständlich nicht regelmäßig auf verspannte oder erkrankte Wirbelsäulenabschnitte zurückzuführen. Bei inneren Störungen, die auf die übliche Therapie hin nicht abklingen wollen, lohnt es sich aber oft, die Wirbelsäule zu untersuchen und zu behandeln. Nicht selten sind die dem Körperteil zugeordneten Wirbel druckschmerzhaft oder bretthart verspannt. Wird diese Blockade gelöst, so kann in kürzester Zeit ein lang bestehendes Symptom schwinden.

Aber auch umgekehrt führt ein erstrangig erkranktes Organ immer zu einer besonderen Beteiligung des entsprechenden Wirbels. Optimal ist eine Behandlung des erkrankten Organes *und* "seines" Wirbels.

Besonders wenn die querliegende Falte an der Nasenwurzel vorhanden ist, sollte regelmäßig die Wirbelsäule untersucht und gegebenenfalls therapiert werden.

Wechselwirkungen zwischen Wirbelsäule und Organen

Seelenleben	Halswirbelsäule	Organe
Unterdrückte Aggressionen treffen die Halswirbelsäule	Wirbel 1-7	**Kopf,** Kopfbeschwerden: Kopfschmerzen, Migräne, Blutdruckveränderungen, Schwindel, Augen- und Ohrenleiden
Seelenleben	**Brustwirbelsäule**	
Trauer und Kummer treffen die Brustwirbelsäule	Wirbel 1	Arme, obere Atmungswege
	Wirbel 2	Herz
	Wirbel 3	Bronchien, Rippenfell, Lunge
	Wirbel 4	Gallenblase und -gänge
	Wirbel 5	Leber
	Wirbel 6	Magen
	Wirbel 7	Bauchspeicheldrüse, Dünndarm (Duodenum Jejunum)
	Wirbel 8	Milz (Bindegewebe)
	Wirbel 9	Dickdarm, querliegender
	Wirbel 10	Nieren
	Wirbel 11	Nierenbecken, Harnleiter
	Wirbel 12	Dünndarm (Illeum)
Seelenleben	**Lendenwirbelsäule**	
Ängste treffen die Lendenwirbelsäule	Wirbel 1	Dickdarm, absteigender
	Wirbel 2	Dickdarm, aufsteigender Wurmfortsatz, Oberschenkel
	Wirbel 3	Blase, Gebärmutter, Eierstöcke, Knie, Prostata, Hoden
	Wirbel 4	Ischiasnerv, Rückenmuskeln, Blasenschließmuskel
	Wirbel 5	Unterschenkel bis Füße
	Kreuzbein	Gesäß, Hüfte
	Steißbein	Enddarm und After

Kapitel 12

Stirnfalten sagen nicht nur etwas über den Körper

• Die Steilfalten des grüblerischen Menschen • Waagerechte Falten als Ausdruck von Feinfühligkeit • Die selteneren Senkrecht-Falten auf der Stirn • Intuition und Inspiration ins Gesicht geschrieben

In Liebe

Pflicht ohne Liebe macht verdrießlich,
Verantwortung ohne Liebe macht rücksichtslos,
Gerechtigkeit ohne Liebe macht hart,
Freundlichkeit ohne Liebe macht heuchlerisch,
Klugheit ohne Liebe macht grausam,
Ordnung ohne Liebe macht kleinlich,
Ehre ohne Liebe macht hochmütig,
Besitz ohne Liebe macht geizig,
Glaube ohne Liebe macht fanatisch,
Leben ohne Liebe ist sinnlos.
Doch Leben in Liebe ist göttlich.

Aus der "Edda" (13. Jahrhundert)

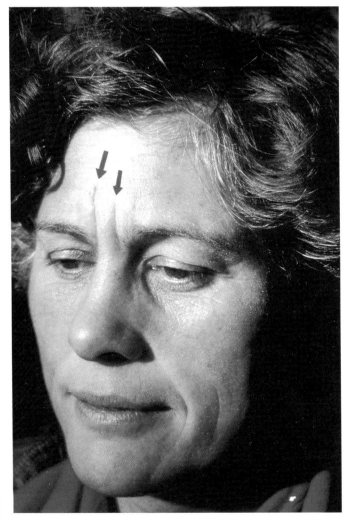

Bild 50:

Steilfalten über der Nasenwurzel. Die rechtsseitige Steilfalte ist länger als die linke.

Steilfalten über der Nasenwurzel findet man bei kritischen oder auch grüblerischen Menschen. Auch Personen, die sich oft und intensiv konzentrieren, bilden bevorzugt Falten oberhalb der Nase zwischen den Augen (siehe Bild 50).

Die Muskulaturen der mittleren Unterstirn werden beim Denken, Konzentrieren und Grübeln besonders aktiviert. Hierbei werden meist die Augen etwas zusammengekniffen. Die aktivierten Muskeln über der Nase verdicken sich und an den Rändern dieser Muskelberge bilden sich Steilfalten. Diese Steilfalten zwischen den Augen nennt man auch "Unmutsfalten" und die Träger sind meist kämpferisch eingestellt.

Das Denken, Grübeln oder Konzentrieren sollte jedoch nicht von dem Menschen Besitz ergreifen. Das Harmoniebedürfnis kann für einen körperlichen Ausgleich und die nötige Entspannung sorgen.

Wird das Gehirn mehr aktiviert als der Körper, so entwickelt sich schnell eine Verspannung der Kopfmuskulatur und des Nackens. Dieser Vorgang sorgt bei Disponierten für häufigere Kopfschmerzen. Während der Schmerzperiode werden die Falten besonders plastisch. *Die Augenbrauenpartie ist dann leicht geschwollen oder blutleerer als die übrige Haut.* Dies deutet auf Mitbeteiligung der Lymphe des Kopfes (Schwellung) sowie auf örtliche Durchblutungsstörung (Blutleere) hin.

Menschen mit Steilfalten über der Nasenwurzel haben überdurchschnittlich häufig unter Kopfschmerzen zu leiden.

Selbstverständlich korrespondieren Kopfschmerzen häufig mit Funktionsstörungen innerer Organe. Ist die *rechtsseitige Steilfalte über der Nasenwurzel plastischer oder länger als die linke*, so liegen oft Störungen der Leber- und Gallefunktion vor. *Ist die linksseitige Steilfalte über der Nasenwurzel ausgeprägter oder länger* als die rechte, so sollte die Magen- und Milzfunktion harmonisiert werden.

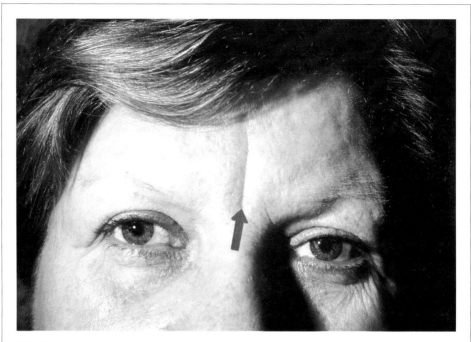

Bild 51:

Nur eine senkrechte Falte über der Nasenwurzel.

Findet sich *nur eine steile Falte über der Nasenwurzel* (siehe Bild 51), so beziehen solche Personen oft einen einseitigen Standpunkt. Sie sehen nur das, was sie sehen wollen, und sie lassen sich entweder zu sehr durch ihren Verstand oder durch ihre Emotionen leiten. Es fehlt dann das innere Gleichgewicht. Diese mangelnde Ausgeglichenheit zermürbt nicht selten das seelische Wohlbefinden.

Die innere Disharmonie führt zu Spannungen und Aggressionen. Werden diese Aggressionen dann auch noch unterdrückt, wühlt es im Innern um so heftiger, sie lassen "das Blut kochen", "eine Laus über die Leber laufen" oder "die Galle überlaufen". Aggressionen aber schädigen besonders die Leber- und Gallefunktion. Bei Menschen mit nur einer Linie oberhalb der Nase sollte immer die Leber-Galle-Funktion gestärkt werden. Wenn diese Personen in der freien Natur "abschalten", ist dies für ihr Wohlbefinden sehr segensreich. Dort finden sie meist das, was ihnen zusätzlich gut tut: die Farbe Grün.

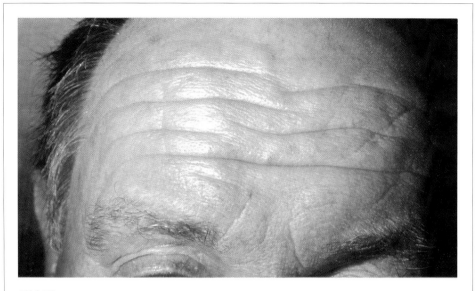

Bild 52:

Waagerechte Stirnfalten. Die untere verläuft gerade von einer Seite zur anderen (keine materiellen Schwierigkeiten). Die oberen 3 Falten der rechten Stirnpartie verlaufen nahezu gerade, die 2 der linken dagegen wellenförmig. Alle oberen Stirnfalten sind unterbrochen (seelische Spannungen, oft treten psychisch bedingte, funktionelle Beschwerden auf).

Mit zunehmenden Alter entwickeln die meisten Menschen *waagerechte Stirnfalten* (siehe Bild 52). Seelische, religiöse oder besonders feinfühlige Aktivitäten formen die *Falten der Oberstirn*. Materiell verstandesmäßige Betätigung prägt die *Falten der unteren Stirn*.

Sind die *Stirnfalten deutlich und nicht unterbrochen*, so spricht dies für gefestigte Persönlichkeiten.

Sind sie jedoch *häufig unterbrochen oder wellenförmig* (siehe Bild 52), so besteht meist eine vegetative Übererregbarkeit. Personen mit Wellen oder *Unterbrechungen der Falten im oberen Stirnbereich* (siehe Bild 52), neigen zu seelisch bedingten Spannungen. Bei *Unterbrechungen oder übermäßig starken Wellen von Falten im unteren Stirnbereich* entstehen die Störungen meist aus materiellen Gründen.

Junge Menschen sind meist unbekümmert. Nur in Ausnahmefällen finden sich bei ihnen schon waagerechte Stirnfalten.

Fehlen jedoch bei älteren Personen Stirnfalten vollkommen, so handelt es sich meist um gleichgültigere Menschen. Nicht selten verbessert eine Behandlung des Herzens ihr Befinden. Warum ? Gleichgültige Menschen neigen zur Bequemlichkeit. Körperliche Trägheit unterfordert den Herz-*Muskel* und schwächt ihn wegen eines mangelhaften Trainingseffektes. Das Gegenteil, die Hektik, ist ebenfalls schädlich für das Herz. Die Hektik treibt den Pulsschlag hoch, das Herz muß mehr Blut in den Kreislauf werfen. Deshalb nimmt die Aktivität und der hiermit verbundene Energieverbrauch des Herzens zu. Streßbedingte Hektik zieht aber eine krampfhafte Verengung der Herzgefäße nach sich. So steht einem höherem Blut-, Sauerstoff- und Energiebedarf des Herzens paradoxerweise über verengte Herzgefäße nur ein vermindertes Angebot gegenüber. Der Herzmuskel "gibt also mehr aus als er einnimmt" und dieses Ungleichgewicht schädigt seine Substanz.

Mut stärkt das Herz, Feigheit schwächt es. Was sagt der Volksmund hierzu treffend? "Ihm ist das Herz in die Hose gerutscht". Mut zeigt sich nicht nur in unseren Handlungsweisen sondern auch darin, daß wir nicht vor scheinbar mächtigeren Menschen oder Institutionen kuschen oder kapitulieren. Auch hier sagt der Volksmund für den verbal aufrecht Mutigen: "Er trägt das Herz auf der Zunge", oder, "Er macht aus seinem Herzen keine Mördergrube".

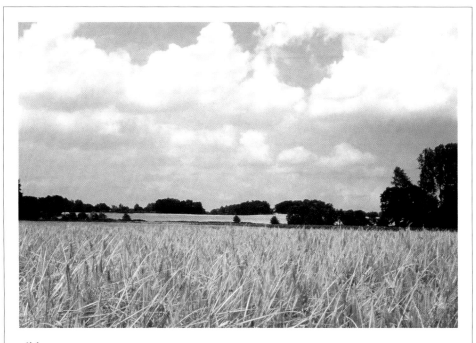

Bild 53:

Im Sommer entfalten Herz, Dünndarm und das Blut ihre größte Aktivität. Störungen oder Krankheiten, die im Sommer auftreten, sind fast immer auf Unterfunktionen von Herz, Kreislauf und Dünndarm zurückzuführen. Sind Herz und Dünndarm geschwächt, können sie im Sommer ihrer notwendigen Maximalfunktion nicht nachkommen.
Alle krankhaften Beschwerden, die im Sommer auftreten, normalisieren sich schneller, wenn die Herz- und Kreislauffunktion gestärkt wird.

Die chinesische Medizin unterstellt das Herz, aber auch den Dünndarm dem Feuer. Warum? Im Sommer steht das Feuer der Sonne am höchsten. Die größte Hitze des Jahres beherrscht auch das Blut. Die Sommerhitze macht es dünnflüssiger. Dünnflüssiges Blut setzt dem Herz weniger Widerstand entgegen als dickflüssiges. Das Herz kann mehr leisten und sich in seiner Pumparbeit besser entfalten. Das dünnflüssigere Blut durchströmt auch die Gefäße leichter und es kommt besser an das Gewebe. Alle Reaktionen des Blutes sind gesteigert. Infektionen haben weniger Zeit sich auszudehnen. Phagozyten und andere Abwehrträger des Blutes schwimmen schneller an den Krankheitsherd und bekämpfen das Übel. Darum treten Erkältungskrankheiten im Sommer wesentlich seltener auf als im Winter.

Durch diesen Vorgang werden im Sommer oft alte Krankheitsherde aufgelöst. Prinzipiell schlägt das Herz im Sommer immer schneller als in der übrigen Jahreszeit. Es muß mehr leisten und darum steht es im Sommer in höchster Aktivität. Ist es jedoch geschwächt, tritt durch die vermehrte Anstrengung im Sommer schneller eine Verausgabung ein. Aus diesem Grunde treten im Sommer vermehrt Herz- und Kreislaufstörungen auf. Dennoch unterstützt der Sommer diese Mehrleistung: Die Hitze des Sonnenfeuers verdünnt das Blut.

Die Farbe des Feuers ist Rot. Herz- und/oder Dünndarmkranken bekommt die rote Farbe meist besonders gut. Rot ist nach der chinesischen Lehre die Farbe des Herzens und des Dünndarms. "Rot ist die Liebe" sagen wir bei uns. Das Herz gilt als das Symbol der Liebe. Es ist interessant, daß der Krebs das Herz verschont. Verhindert hier nicht die gute geistige Kraft der selbstlosen "Liebe des Herzens" die Bildung eines bösen Geschwulstleidens an diesem Organ? Daneben ist das Herz auch noch ein "Feuerorgan". Das alles verzehrende Feuer vernichtet Übles, Schleichendes und erhellt das Dunkle und Verborgene.

Der Dünndarm ist ebenfalls ein "Feuerorgan". Auch er wird ausgesprochen selten von Krebs befallen. Fast alle bösartigen Darmtumore befallen den *Dickdarm*. Der Dickdarm entfaltet gemeinsam mit der Lunge die Hauptaktivität im feuchten, lichtarmen Herbst.

Ein Beispiel soll den Zusammenhang des Dünndarmes mit dem Feuer (Sonne, Sommer) erhellen. Feste Bestandteile können vom Dünndarm, dem Hauptort der Nahrungsresorption, schlechter aufgenommen werden. Kalk und Phosphorsalze gehören zu den festeren Bestandteilen. Doch sie sind für den Körper, die Knochen und das Blut sehr wichtig. Die feurige Sonnenenergie produziert ultraviolette Strahlung. Diese läßt Vitamin D entstehen. Vitamin D fördert nun die Kalzium-Aufnahme des Dünndarmes und die Einlagerung in die Knochen. Vitamin D verhindert auch die Ausscheidung des Körperphosphors. Vitamin D sorgt dafür, daß die Nieren in ihrem Filtersystem den Phosphor zurückhalten und ihn wieder dem Körpergewebe zuleiten. Kalzium und Phosphor sind wichtige Bestandteile des Knochensystems. Mangelnde Sonneneinstrahlung produziert Rachitis. Während gesunde Knochen 63-65% Kalk enthalten, zeigen rachitische nur 20-30 % Kalk. Der zu geringe Kalkgehalt erzeugt Wachstumsstörungen und abnorme Weichheit der Knochen.

Eine mangelhafte Dünndarmresorption kann auch dazu führen, daß andere Vitamine oder Mineralien vermindert aufgenommen werden. Fehlen Vitamin C, E und Magnesium, dann sind alle Erscheinungen eines Vitamin D-Mangels und der damit verbundenen Gelenk- und Knochenbeschwerden noch gravierender. Die von dem Vitamin D zurückgehaltenen Phosphorsäuresalze spielen eine bedeutende Rolle in der Knochensubstanz. Sie puffern auch noch die Blut- und Gewebeflüssigkeiten ab, womit sich der Kreis schließt und die Verbindung zwischen Feuer (Sonnensommer) als Herrscher von Herz, Dünndarm und Blut wiederhergestellt ist.

Sind bei Frauen vor den Wechseljahren die Stirnfalten stark ausgeprägt, so besteht eine Veranlagung zu Störungen oder Erkrankungen der Eierstöcke sowie der Gebärmutter. Dies ganz besonders, wenn zusätzliche "Unterleibszeichen" des Antlitzes vorhanden sind.

Erkennungsübung zum oberen Bereich des Gesichts.

Frage: Was weicht von der Norm ab oder ist auffällig?
Antwort: Auffällig sind waagrechte, nicht unterbrochene Falten der Stirn.

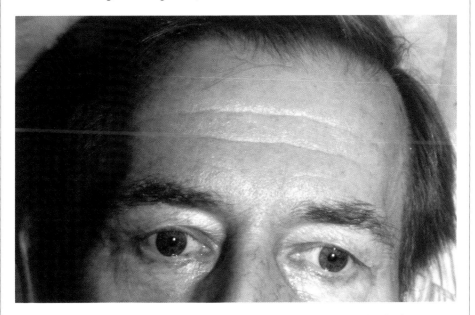

Waagrechte Stirnfalten etwickeln sich mit zunehmendem Alter. Bei mehr als drei waagrechten Stirnfalten liegen vielseitige Interessen vor. Bei weniger als drei ist die Aufmerksamkeit auf nur einige Lebensbereiche reduziert, dafür jedoch nicht selten spezialisiert und tiefgreifend. Sind deutliche waagrechte Stirnfalten nicht unterbrochen, spricht dies für eine ausgeglichene Persönlichkeit.

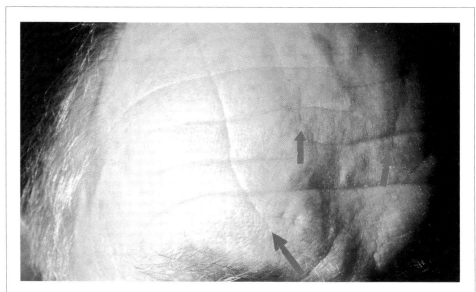

Bild 54:

Senkrechte Stirnfalten.

Die Klugheit ins Gesicht geschrieben

Senkrechte Stirnfalten (siehe Pfeile) finden sich viel seltener als waagerechte. Meist verlaufen sie mehr oder weniger von unten schräg nach oben und außen. Sie sind auch nicht so tief eingekerbt wie die waagerechten. In der Regel kreuzen sich senkrechte Stirnfalten mit waagerechten. Senkrechte Stirnfalten zeugen von großer Klugheit und verbindendem Denken. Klugheit ist meist angeboren. Die Lebenserfahrung prägt diese Eigenschaft stärker heraus. Bei manchen Menschen schlummert sie, um plötzlich hervorzubrechen ("Spätentwickler"). Bei Klugheit verbindet sich ein heller Verstand mit Liebe.

Intelligenz dagegen ist ebenfalls angeboren, sie wird jedoch durch Schulung und Studium hochgezüchtet. Ihr fehlt oft der liebende Anteil. Intelligente Menschen können in einem Fachgebiet oft Erstaunliches leisten, und dennoch fehlt ihnen nicht selten der Gesamtüberblick. Der Volksmund spricht dann ironisch von den sogenannten "Fachidioten". Wie viele Maßnahmen von intelligenten, hochgestellten Entscheidungsträgern müssen nach kurzer Zeit schon revidiert werden, weil sie sich als unbrauchbar erweisen! Diese Menschen können oft nicht abschätzen, wie sich ihre Anordnungen in der Zukunft auswirken.

Viele Erfindungen erscheinen zunächst genial und vorteilhaft für die Menschen. Nach Jahren oder Jahrzehnten zeichnen sich die Schattenseiten ab. Die einstmals geschätzten Neuerungen produzieren eine Unmenge nie gekannter Probleme. Sofern sich Erfindungen oder andere umwälzende Veränderungen gegen den Naturrhythmus und gegen die gewachsene Natur richten, werden sie langfristig immer mehr schaden als nutzen. Zur Zeit steht die Genmanipulation in Blüte. Mahner und Kritiker sind genügend zur Stelle. Doch ihre Worte werden – wie schon so oft in der Geschichte der Menschheit – wieder ungehört verhallen.

Dabei haben die Veränderungen unseres Lebensumfeldes und unserer Nahrung schon genug gesundheitliche Probleme gebracht. Allergien und Unverträglichkeiten haben explosionsartig in einem beängstigendem Maße zugenommen. Neurodermitis, eine ekzematöse Hauterkrankung, ist inzwischen weit verbreitet (siehe Bild 55). Schon Säuglinge und Kleinkinder sind befallen. In meiner Kindheit habe ich keine Mitschüler mit Neurodermitis gesehen.

Allgemein herrscht großes Rätselraten, welcher Stoff die Allergie verursacht. Meist

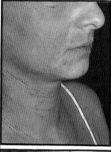

Bild 55:

Typische Neurodermitis der Haut.

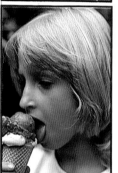

Bild 56:

Süßigkeiten haben oft verhängnisvolle Folgen.

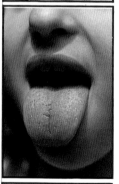

Bild 57:

Die Zunge reagiert prompt. Sie zeigt dem Wissenden das schwächste Organ, funktionelle aber auch organische Leiden.

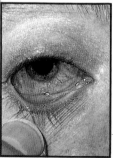

Bild 58:

Binde- und Lederhautentzündung kann allergische, rheumatische oder infektiöse Ursachen haben. Bei hartnäckigen Formen liegt meist eine chronische Nebenhöhlenentzündung vor.

sind es solche, die unser Körper aus seiner Evolution nicht kennt. In den letzten Jahrzehnten wurden die Menschen mit Tausenden von neuen Stoffen konfrontiert, mit denen frühere Generationen nie Kontakt hatten. Gelangt nun solch ein Produkt in den Körper, haben die 100.000 Gene seiner Zelle kein Programm hierfür entwickelt und wissen nicht, was sie damit anfangen sollen. In den Zellen entsteht ein Chaos. Nach Untersuchungen des Biologen Dr. Georgios Pandalis, Glandorf Kreis Osnabrück, benötigt der menschliche Organismus ca. 20 Generationen, bis er gelernt hat, mit den neuen Stoffen umzugehen. Das ist ein Zeitraum von 250-400 Jahren. Sind die Stoffe sehr schädlich für den Körper, werden sie nie toleriert.

Durch moderne Verkehrsmittel gelangen z.B. fremdländische Nahrungsmittel in unser Gebiet, die die hier lebenden Menschen im Laufe ihrer Entwicklung noch nicht kennengelernt haben. Der Organismus weiß nicht, was er mit diesen Stoffen soll und wird so gestört, daß er allergisch hierauf reagiert. Eis im Sommer schmeckt zwar oft (siehe Bild 56), ist jedoch mit vielen erlaubten chemischen Zusatzstoffen und vor allem auch mit raffiniertem Zucker versehen. Zucker verursacht zusätzlich eine übermäßige Gärung im Darm. Die starken Darmgärungen erzeugen Fuselalkohole, Kohlendioxyd-Gas und Methan-Gas.

Fuselalkohole schädigen die Leber sehr stark. Kohlendioxyd-Gas verursacht Atemnot, Blutdruckanstieg und Müdigkeit. Zucker ist ein hervorragender Nährboden für Pilze des Darmes. Die giftigen Stoffwechselprodukte der Darmpilze (Mykotoxine) überlasten die Entgiftungsorgane und das Immunsystem. Das geschädigte Abwehrsystem kann das Pilzwachstum im Darm dann nicht mehr ausreichend stoppen. Über Blut- und Lymphwege gelangen die giftigen Stoffwechselprodukte der Darmpilze in jene Organe, die den Giften den geringsten Widerstand entgegensetzen. Diese schädlichen Stoffe will der Organismus über eine allergische Entzündung verbrennen und ableiten.

Vielen Allergien ist nur beizukommen, wenn das schädliche Süßigkeitsverlangen abgestellt wird und die Darmpilze einer gesunden Bakterienflora des Darmes weichen. Die Zungenoberfläche (siehe z.B. Bild 57) zeigt wie ein Barometer spiegelbildlich den kranken Darm aber auch seine Gesundung. Häufige allergische Krankheiten befallen die Haut (Ekzeme), die Lunge und die Bronchien (Asthma), die Nase und die Nebenhöhlen ("Heuschnupfen", siehe Bild 58).

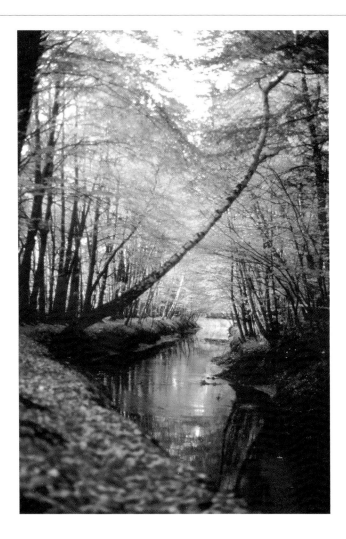

Bild 59:

Im Herbst entfalten die Lunge und der Dickdarm ihre maximale Aktivität. **Bei allen Störungen oder Beschwerden, die im Herbst auftreten, führt eine grundsätzliche Lungen- und Dickdarmtherapie zur schnelleren Normalisierung des Befindens.**

Die Lunge und der Dickdarm entfalten nach chinesischer traditioneller Medizin im Herbst ihre größte Aktivität. Die Natur unterstützt die für die Atmung wichtige Lungenfunktion durch vermehrtes Sauerstoffangebot der Herbststürme. Windstille im Herbst wird oft von feuchtem oder gar nebeligem Wetter begleitet. Ist die Lungenkraft jedoch geschwächt, erhält diese bei windstillem, feuchtem Herbstwetter zuwenig Sauerstoff. Sie erkrankt dann selber leichter oder nimmt ungenügende Sauerstoffmengen auf. Das hat auch Auswirkungen auf andere Körperorgane. Denn jede Körperregion benötigt Sauerstoff. Ist aber ein Organ oder eine Körperregion schon erkrankt oder geschwächt und erhält durch verminderte Lungenfunktion weniger lebenswichtigen Sauerstoff, so wird die Leistung dieses Organs noch mehr reduziert. So sollte bei allen Erkrankungen, die im Herbst ausbrechen, die Lungenfunktion sowie die Dickdarmfunktion gestärkt werden.

Die Herbstwinde rütteln an den Zweigen der Bäume. Diese lassen ihre Blätter und Früchte los. Eine reife Frucht, ein betagtes Blatt läßt los. Die Pflanze folgt dem natürlichen Rhythmus. Menschen versuchen jedoch nicht selten, sich dem Naturablauf zu widersetzen.

"Nicht loslassen können" (Materielles, Besitz, Geld, Kinder, Ämter u.a.) schwächt die Kraft der Lunge. Eine geschwächte Lungenkraft fördert Lungenleiden. Offene und freigebige Menschen können sich loslösen und hängen nicht an der vergänglichen Materie. Sie werden ausgesprochen selten von Lungenleiden befallen. Die Lunge ist ein Organ des Austausches. Atmet sie ihr Volumen nicht aus, kann keine neue Luft herein. Will ein Mensch nehmen, so muß er auch geben können.

So wie die Herbststürme die Luftmassen schneller anpeitschen, so finden wir bei Lungen- und Herzleiden ebenfalls eine beschleunigte Atmung. Trifft der Herbststurm auf Hindernisse, heult und pfeift der gestaute Windstrom. In den erkrankten Atmungsorganen treten oft Sekrete an die Oberfläche der Atemwege. Diese Widerstände in den Atmungsorganen verursachen ebenfalls pfeifende Luftströmungsgeräusche. Der Behandler kann sie mit dem Hörrohr wahrnehmen und aufgrund der verschiedenartigen Tonqualitäten Schwere und Art der Krankheit diagnostisch einordnen.

Depressive Verstimmung schwächt die Funktion der Lunge. Depressive Menschen seufzen oft. So ist Seufzen nicht nur ein Hinweis für die wehmütige Stimmungslage, sondern auch ein Indiz für eine verringerte Lungenfunktion. Depressive sehen alles düster, sie bevorzugen dunkle Farben. Das Gegenteil von Schwarz (Depressive "sehen alles schwarz") ist die Farbe weiß. Nach chinesischer traditioneller Lehre ist Weiß die Farbe der Lunge und des Dickdarmes. Sie kräftigt beide Organe. Die Farbe Weiß hilft Lungen- oder Dickdarmkranken, schneller zu gesunden.

Wer schlecht atmet, schwächt seine Lungenkraft. Ist die Lunge erkrankt, leidet ebenfalls die Atmung. Die Ostasiaten sagen jedoch:

> "Wer schlecht atmet,
> den verfolgt das Schlechte.
> Wer richtig atmet,
> dem widerfährt das Rechte"

Die Chinesen lehren auch, daß die Lunge für die Qualität der Haut verantwortlich ist.

Der Dickdarm ist ein Organ der Endprodukte der Verdauung. So wundert es nicht, daß am Ende der Fruchtperiode, im Herbst, der Dickdarm seine maximale Aktivität entfaltet.

Eine kranke Dickdarmbakterienflora begünstigt Allergien. Nicht nur Ekzeme, Asthma und "Heuschnupfen" sind häufig auf allergische Faktoren zurückzuführen. Auch Migräne (Hemikranie), Magenschleimhautentzündung (Gastritis) sowie geschwürige Dickdarmentzündung (Colitis ulcerosa) und andere Leiden können allergisch bedingt sein.

Stirnfalten und Intuition

Menschen mit senkrechten Stirnfalten (siehe Bild 54) haben eine ausgeprägte Intuition. Meist sind nur zwei senkrechte Stirnfalten vorhanden. Je mehr dieser Falten auftreten, um so größer das intuitive Erfassen und Beurteilen wichtiger Zusammenhänge.

Je weiter sich diese Linien nach oben, zum Haaransatz hinziehen, um so größer die Intuition. Zu dieser gesellt sich dann meist noch eine gute Inspiration, und die Menschen befassen sich dann zunehmend mit geistig-seelischen Dingen.

Sind diese **steilen Linien jedoch nicht durchgehend**, reißen sie ab, um dann erneut aufzutreten (siehe der mittlere Pfeil bei Bild 54), so weist dieser Linienverlauf darauf hin, daß die Intuition und Inspiration des Betreffenden in Gefahr gerät, durch den intellektuellen Verstand verdrängt zu werden. Das Fühlen des Herzens wird dann häufig durch den Kopf "verbogen".

Intuition, Instinkt und Empfinden sind Eigenschaften, die sich ohne Denkvorgänge von selber einstellen. Sie sind auch schneller als die Gedanken. Wenn sie aus der höheren seelischen Ebene kommen, sind diese Eingebungen immer richtig. Deshalb sagt der Volksmund: "Der erste Eindruck ist der beste." Das Empfinden gibt auch sonst immer zuverlässigere Signale als das Denkvermögen. Der Verstand sollte die durch das reine Empfinden herangetragenen Botschaften umsetzen und somit Diener, nicht jedoch Herrscher dieser höheren Geistesqualitäten sein.

Manch eine Entscheidung eines Staates, einer Behörde, eines Gerichtes ist nach verstandlich-rechtlichen Begriffen unantastbar und dennoch rebelliert unser Empfinden gegen solch einen Akt. Fehlt bei der Tätigkeit des Kopfes die Liebe des Herzens, werden die Ergebnisse dieses Handelns durch das innere Gefühl fast immer als widernatürlich empfunden.

Nur die Ausgewogenheit von Herz und Hirn schafft Harmonie. Ohne Harmonie bleibt der Mensch verstimmt. Nur die Harmonie der Ganzheit gibt die Kraft, die Zuversicht, die Regeneration und das Leben.

Kapitel 13

"Kehr um
und werde gesund".
Ein notwendiger Rückblick

• Training für das Immunsystem • Die Entwicklung funktioneller Störungen • Die Sprache des Antlitzes • Die Folgen extremer Verhaltensweisen

Was bringt den Doktor um sein Brot?
a) die Gesundheit,
b) der Tod.
Drum hält der Arzt, auf daß er lebe,
uns zwischen beiden in der Schwebe.

Eugen Roth (1895-1976)

Jeder Mensch wird sich im Laufe seines Lebens mit Erkrankungen auseinandersetzen müssen. Akute Krankheiten beginnen meist heftig, halten jedoch nur kurze Zeit an. Wird z.B. eine akute Krankheit durch drastisch wirkende Medikamente unterdrückt, gerät die Gärungs- und Reinigungsphase des Körpers ins Stocken. Der Mensch verliert zwar zunächst unter dieser Therapie die heftigsten Krankheitssymptome. Da aber die Ausleitung der schädlichen Schlacken (z.B. über Durchfall, Schweißabsonderung, krankhaften Schleim aus Bronchien oder der Nase und Nebenhöhle und anderen Körperventilen) gestoppt wurde, bleibt eine innere Reinigung des Körpers aus. Die verbliebenen Schadstoffe dringen anschließend meist noch tiefer in das Gewebe. Diese giftigen Deponien sorgen oft für chronische Mißempfindungen oder Beschwerden.

Dadurch, daß die Medikamente wie z.B. Antibiotika oder Sulfonamide dem Körper die Auseinandersetzung mit den Krankheitserregern abnehmen oder wesentlich erleichtern, leidet auch noch der Trainingseffekt des Immunsystems. Dieser Faktor wirkt sich besonders gravierend aus, wenn sich das Immunsystem während der Kindheit und Jugend noch im Entwicklungsstadium befindet. Es ist auch nachteilig für die Immunkraft, wenn in kurzen Abständen immer wieder z.B. eine antibiotische Therapie angewandt wird.

Selbstverständlich haben diese Therapien in lebensbedrohlichen Situationen ihre Berechtigung. Ein guter Arzt ist der, der die banale Krankheit von der lebensbedrohlichen unterscheiden kann. In über einem viertel Jahrhundert Praxis konnte ich registrieren, daß akut lebensbedrohliche Zustände relativ selten auftreten. Viele meiner Patienten wurden mit antibiotischen oder anderen allopathischen Mitteln von Vorbehandlern nicht selten erfolglos therapiert. Ein einfaches Naturheilmittel und Veränderung der Lebensweise dagegen leisteten zum Erstaunen der Beteiligten oft hervorragende Dienste, und den Kranken ging es anschließend besser. Die meisten Menschen wissen inzwischen, daß alle verschreibungspflichtigen Medikamente oft weitere ernstzunehmende Nebenwirkungen aufweisen.

"Erbgut" und Konstitution

Neben einem Trainingseffekt durch erlebte Krankheiten bestimmt noch ein weiterer Faktor den späteren Gesundheitszustand des Menschen. Dieser zweite Pfeiler ist das Erbgut. Durch das Erbgut erhält der Betroffene seine Konstitution. In dieser Konstitution ist die Veranlagung für starke aber auch für weniger widerstandsfähige Organe verankert. Ein weniger widerstandsfähiges Organ muß nicht zwangsläufig erkranken. Doch bei unangemessenem Lebensstil erkrankt das genetisch schwächste Organ zuerst. Jede falsche Lebensweise ist die Folge einer mehr oder weniger ausgeprägten Naturentwurzelung. Der Mensch steht nicht mehr mit der Natur im Einklang.

In der ersten Phase mangelnder Gesundheit entwickeln sich zunächst "funktionelle" Beschwerden. Bei funktionellen Störungen ist das Organ noch nicht verändert, doch seine Funktion ist gehemmt, vermindert, gesteigert oder das Organ verkrampft sich. Die Patienten haben in dieser Periode bereits erhebliche unangenehme Beschwerden. Leider sind derartige Symptome zu diesem Zeitpunkt durch die analytische Medizin der Geräte und des Labors in der Regel nicht faßbar, und es wird nichts gefunden. Dennoch leiden die Patienten, und nicht selten werden die Beschwerden auf "die Nerven" oder die Psyche geschoben.

Funktionelle Leiden können Jahre und Jahrzehnte anhalten. Werden in dieser Phase die organischen Schwachstellen nicht gefunden und gezielt behandelt, so entwickelt sich aus der funktionellen Krankheit oft eine organische. Die entsprechenden Körperabschnitte verändern sich nun, und es bilden sich z.B. Verhärtungen, Schrumpfungen, Vergrößerungen, Geschwülste, Substanzverluste, Geschwüre, Sklerosen und anderes. Die Leistungsfähigkeit eines solchen Menschen wird geringer. Je weiter das Leiden fortgeschritten ist, um so schwieriger ist es zu heilen.

Das Antlitz gibt Aufschluß

Das Antlitz gestattet dem Wissenden, die Disposition und die organischen Schwachstellen auf Anhieb zu erkennen. Wenn er diese Schwachstellen durch vollwertige Ernährung, durch gesunden Lebensstil (Vermeidung von zuckerhaltigen Speisen, Genußgiften wie Kaffee, Alkohol, Nikotin, Völlerei, zuviel Fleisch, hektischer Lebensweise u.s.w.) und eine schadlose, biologische Medizin stärkt, kann oft die Gesundheit erhalten werden.

Eine weitere große Hilfe bietet uns die Natur über die Zunge an. Die verschiedensten farblichen sowie örtlichen Zungenbeläge, Größen und Formveränderungen der Zunge, Anordnungen verschiedener Furchen auf der Zunge, Veränderung der Zungenfarbe und der samtartigen Papillen der Zunge, Zahneindrücke oder gestaute Anteile können wie auf einem Atlas abgelesen und gedeutet werden.

Das Besondere hieran ist der Tatbestand, daß die Zeichen der Zunge nicht nur organische, sondern auch funktionelle Krankheiten organische Schwachstellen verraten. Auch die *Normalisierung der Organfunktion* läßt sich prompt auf der Zunge erkennen. So wird die Zunge ein weiteres Barometer der Gesundheit.

Dank für vielseitige Hilfe

Es ist einfacher und segensreicher, die Gesundheit zu erhalten als Krankheiten zu heilen. "Vorbeugen ist besser als heilen", sagt der Volksmund. Der Mensch ist den Krankheiten meist nicht hilflos ausgeliefert. Unangenehme Körpersymptome sprechen eine eindeutige Sprache. Sie warnen und sagen: "Du lebst falsch, kehr' um und werde gesund." Diese Erkenntnis wünsche ich allen Lesern und hoffe, daß sie mit Hilfe dieser Lektüre sicherer den Pfad der Gesundheit erkennen.

Wenn dieses Buch Ihr Interesse geweckt hat, so finden Sie in den Lehrbüchern "Äußere Kennzeichen innerer Erkrankungen" und "Krankheit und Zunge" (beide erschienen in BIO Ritter Verlag, 82327 Tutzing) einen wesentlich umfassenderen Einblick in das Innere des Menschen. Wie ein offenes Buch liegt es vor unseren Augen und "spricht" über seine Körperzeichen zu uns. Und wenn wir diese einfachen Signale verstehen, werden wir sehr viel besser für das Gesundsein und Gesundwerden sorgen können.

Ich danke meinen Patienten für ihr Vertrauen. Sie erst haben die Möglichkeit geschaffen zu beobachten, Erfahrungen zu sammeln und immer wieder hinzuzulernen. Ohne meine Patienten hätte ich dieses Buch nicht schreiben können.

Für die Erweiterung meines Horizontes mit ostasiatischem medizinischen Wissen schulde ich meinem Kollegen HANS G. HÖTING aus Bremen großen Dank. HÖTING ist einer der profundesten Kenner der ostasiatischen Medizin. Er studierte an der Hochschule für traditionelle chinesische Medizin in Nanking in der Volksrepublik China. Seine Tätigkeiten in Kliniken mehrerer fernöstlicher Länder sowie der Aufenthalt bei eingeborenen Medizinmännern im Dschungel Malaysias und Sarawaks schufen ein festes Fundament seines praktischen Wirkens. Er stellte seine Erfahrungen selbstlos zur Verfügung. In seinem Buch "Die sechs heiligen Laute" (mit Tonkassette), Hermann Bauer Verlag, beschreibt er die ostasiatischen medizinischen Betrachtungsweisen. Diese asiatischen Maßnahmen versuchte ich durch logische Erklärungen für Leser unserer Kulturkreise aufzubereiten.

Meine Frau IRENE gab die Anstöße zur Verwirklichung des Buches.

Mein besonderer Dank geht an Frau MONICA RITTER, Verlegerin und Herausgeberin des Gesundheitsmagazins BIO. Sie plädierte spontan dafür, diese kleine Einführung in die Antlitzdiagnostik für gesundheitsbewußte Leser zu verfassen. Natürlich war sie dafür, daß dieses Buch im BIO Ritter Verlag erscheint. Wenn ein Verleger/in ohne Kenntnis des Manuskriptes seine Zustimmung zur Veröffentlichung gibt, beweist er sein Vertrauen für die Sache und den Autor. Dieses Vertrauen gibt mir die Überzeugung, daß wir gemeinsam einen kleinen Beitrag zur gesundheitlichen Aufklärung leisten können.

Gesundheit und Seelenleben

Dem Blick-Diagnostiker zeigt der Körper außen immer das, was sich in seinem Inneren abspielt. Der Mensch ist nun kein unberechenbares Objekt mehr. So schwindet die Angst vor der Ungewißheit des Unbekannten. Der diagnostische Blick ist eine positive Handlung. (Be)Handeln heißt handeln. Die Therapie des Behandlers folgt nach der Diagnose. Somit wird die Diagnose zur wichtigsten Handlung. Zur Diagnostik gehört auch die Erkennung von Fehlfunktionen der Körpers. Die Fehlfunktion eines Organs zieht immer Störungen anderer Organe oder Körperteile nach sich. So kann die mangelnde Blutumsetzung des geschwächten Herzens zu Magenschleimhautentzündung (Stauungsgastritis), Leber- und Nierenstauung, bläulicher Haut- und Lippenverfärbung oder auch Wasseransammlung in den Beinen führen. Kopfschmerzen können auf Fehlfunktionen der Bauchorgane beruhen. Migräne wird oft von Erbrechen begleitet. Dies zeigt eine Wechselbeziehung zwischen Kopf und Magen an. Wirbel- und Bandscheibenveränderungen stören Organe und umgekehrt. Eine ungenügende Milz-, Nieren- und Darmfunktion ist oft die Ursache von Gelenkleiden.

Aber auch extreme Verhaltensweisen beeinflussen die seelische Ausstrahlung negativ. Als Folge treten oft körperliche Beschwerden auf. Diese Beschwerden signalisieren, daß im Menschen etwas in Unordnung geraten ist. Unordnung erzeugt Chaos, Ordnung schafft Harmonie. Das Gesicht spiegelt Freude, Haß, Sorgen, Liebe, Neid, Kummer, Angst, Überheblichkeit, Offenheit oder Güte augenblicklich wieder. Die Untugenden jedoch stören die Harmonie. Wird diese besondere Situation dem Kopf nicht bewußt, wird der Betroffene an seiner Verhaltensstörung nicht arbeiten. Ist die Erkrankung des Körpers das Produkt dieser abnormen Seelenverfassung, kann keine Gesundung eintreten, wenn das ursächliche Fehlverhalten nicht abgebaut wird.

Die geistigen Fundamente der tibetanischen Medizin lehren, daß im Grunde **drei** große Verhaltensstörungen **alle** Krankheiten erzeugen:

1. Die Verblendung
2. Die Gier
3. Der Haß

In eine Untergruppe ordnet sie die

Drei Untugenden des Körpers
Töten, Stehlen, sexuelles Fehlverhalten.

Vier Untugenden der Rede
Lügen, entzweiende Rede, grobe Rede, dumme Rede.

Drei Untugenden des Denkens
Anhaftung, d.h. das Denken anderer übernehmen,
Böswilligkeit, falsche Vorstellungen.

Die tibetanische Lehre vermittelt, daß der falsche Geist Urheber aller Leiden ist. Stets ist die gesamte Harmonie des erkrankten Menschen gestört. Eine Ganzheit ist heil und harmonisch, wenn seine Teile gleichmäßig und geordnet verteilt sind. In einer Welt des Dualismus entsteht Dysharmonie, wenn die tragenden Teile nicht ausbalanciert sind.

In allen Menschen wohnt die Sehnsucht nach Wärme und Licht. Doch zuviel Wärme verbrennt, zuviel gleißendes Licht blendet, verblendet, macht oft blind, blind für die Wahrheit. Zuwenig Licht macht das Bild verschwommen oder unsichtbar, nur die harmonische Mischung von Hell und Dunkel zeigt das ganze Bild deutlich.

Was ist Wahrheit?

Wenn am fernen Horizont das Licht versinkt, hinterlassen Luft, Wasser und Erde einen gewandelten Sinneseindruck. Die folgende Finsternis der Nacht offenbart, daß wir am Tage blind für bestimmte Wahrheiten sind. In der dunklen Nacht erscheinen neue Dimensionen anderer Welten. Doch das Licht der Sterne leuchtet nur in der Finsternis. Nicht nur das Licht des Tages macht sehend. Erst die Dunkelheit der Nacht zeigt neue Größen. Nicht nur das Sichtbare des Tages ist das Reale. Auch die Gegensätze gehören zur Ganzheit. Nur die Ganzheit kann segensreiche Harmonie verbreiten. Die Hinwendung zu einem Teil des Ganzen kann nur Unvollständiges zeigen. Das Vollständige jedoch offenbart die Wahrheit. So wünsche ich den Lesern, daß sie dieser Wahrheit näher kommen.

Kapitel 14

Naturheilkundliche Therapie

"Was der Darm nicht heilt,
das heilt die Leber,

was die Leber nicht heilt,
das heilt die Niere,

was die Niere nicht heilt,
das heilt die Lunge,

was die Lunge nicht heilt,
das heilt die Haut,

was die Haut nicht heilt,
das führt zum Tod".

Alte chinesische Weisheit

Die in diesem Abschnitt vorgestellten Therapie- und Dosierungsangaben wurden sorgfältig überprüft. Dennoch übernehmen Autor und Verlag – auch im Hinblick auf mögli-
che Druckfehler oder Präparateveränderung durch die Hersteller – keine Gewähr für die
Richtigkeit.
Dem Leser wird empfohlen, sich vor einer Medikamenten-Einnahme über genaue Heil-
anzeigen, Gegenanzeigen und Dosierung zu informieren. Hierzu dienen Beipackzettel,
Aufdrucke oder andere Unterlagen der Hersteller.

Dieser Therapieteil wurde so übersichtlich wie möglich gestaltet. Dennoch: Gestörte Funktionsabläufe im Körper oder bereits vorhandene Leiden haben unterschiedliche Ursachen. Um diese Ursachen zu finden, hat sich in über 25-jähriger Praxis folgende Methodik außerordentlich gut bewährt.

1. Hinterfragen von möglichen seelischen Ursachen

Angst

Wovor, warum, wie lange schon, ist die Angst berechtigt, wodurch kann ich sie verhindern? Habe ich ein zu geringes Selbstwertgefühl? Wenn ja, wodurch kann ich es steigern?

Spannungen

In der Ehe, Partnerbeziehung, Beruf, mit Kindern, mit Eltern? Warum kommt es dazu, muß es dazu kommen, verlange ich zuviel von Mitmenschen, überfordere ich mich selber, fühle ich mich unterfordert, bin ich zu genau oder zu gleichgültig, zu ordentlich oder zu unordentlich, zu verschwenderisch oder zu sparsam? Kann ich mein Verhalten umstellen und dadurch negative Auswirkungen auf mein Befinden verhindern?

Aufregungen

Meist entstehen sie durch immer gleiche Anlässe. Werde ich "geärgert" oder lasse ich mich ärgern? Ist es die Aufregung wert? Wenn mich die Angelegenheit in 3 Wochen noch berührt, ist sie sicher wichtig, falls nicht, sollte man sie so schnell wie möglich vergessen.

Streß und Hektik

Mache ich mir selber den Streß? Will ich mehr als ich kann? Habe ich zu viele "gesellschaftliche Verpflichtungen"? Gehöre ich zu vielen Vereinen an, habe ich zu viele Hobbys, übernahm ich zu viele "Posten"? Will ich immer mehr haben? Warum komme ich mit dem nicht aus, was ich besitze? Weiß ich, daß immer mehr Besitz mir die Zeit stiehlt für die Pflege und Wartung dieses Besitzes? Kann ich diesen Besitz mit ins Grab nehmen? Macht mir mein Arbeitgeber den Streß? Leiste ich bei diesem Streß mehr oder weniger? Fabriziere ich durch diesen Streß mehr Fehler und werde unzufrieden und nervös bei der verbrachten Zeit der Korrektur? Warum rede ich nicht offen mit meinem Arbeitgeber? Warum biete ich keine Lösungs- oder Verbesserungsvorschläge an, wo doch Arbeitgeber kreative Mitarbeiter schätzen?

Kummer und Sorgen

Lohnt sich der Kummer, lohnt sich die Sorge? Führen Kummer und Sorgen zu Lösungen von Problemen oder kann ich besser durch zielgerichtetes Handeln das Ruder in Richtung Gesundheit herumwerfen? Ein Kummer wegen vergangener Ereignisse ist unnütz. Ich kann die Vergangenheit dadurch nicht mehr ändern. Ich kann jedoch aus vergangenen Fehlern oder Ereignissen für die Zukunft lernen. Wenn ich mich jetzt schon um Dinge sorge, die in der Zukunft kommen könnten, lähme ich durch diese Sorgen meine Energie für die Bewältigung der Gegenwart. Diese Gegenwart aber formt die Zukunft. Meist kommt es ohnehin anders als man denkt. "Der Mensch denkt, Gott lenkt", sagt ein deutsches Sprichwort.

2. Wie gehe ich mit meinem Körper um?

Ernähre ich ihn vollwertig? Esse ich zuviel? Warum? Hungere ich für "die Schönheit", die schlanke Linie und letztlich für die Eitelkeit? Warum stehe ich so viele Stunden am Herd, zerstöre und zerkoche die Vitamine, schwemme die herausgekochten Mineralien und Spurenelemente in den Abguß, wo ich ohne diesen Aufwand so viele Dinge vollwertig und roh essen könnte? Einer der größten Heiler, HIPPOKRATES sagte: "Deine Nahrung sei Deine Medizin und Deine Medizin sei Deine Nahrung."

Bewege ich mich genug oder bin ich zu träge, zu bequem? Bewegung trainiert Kreislauf-, Gelenk- und Organfunktionen.

Gönne ich meinem Körper genug Ruhe und Schlaf zur Regeneration? Wenn nein, warum nicht?

Nach dieser Bestandsaufnahme sollte versucht werden, nun erkannte schädigende Verhaltensweisen durch positive zu ersetzen. Schrittweise beginnen. Nur dann kann

3. Die biologische Therapie

den vollen Erfolg bringen. Viele Arzneimittel haben *eine* spezielle Wirkung. So wirkt z.B. das für den Gesunden giftige Maiglöckchen (Convallaria) auf einen geschwächten

Herzmuskel beim Kranken und stärkt seine Herzkraft. Weißdorn (Crataegus) steigert die Durchblutung des Herzmuskels, hat aber keinen Einfluß auf die Herzkraft. Besenginster (Spartium) normalisiert einen unregelmäßigen Herzschlag (Rhythmusstörungen), wirkt aber nicht auf die Herzmuskelkraft und die Herzdurchblutung.

Andere Arzneimittel haben *zwei* verschiedene Wirkungen zugleich. Johanniskraut (Hypericum) hellt die Stimmung auf und beeinflußt Depressionen günstig. Johanniskraut wirkt aber auch hervorragend bei Nervenverletzungen.

Gelegentlich existieren auch Präparate mit *breitgefächerter* Wirkung. Vitamin E z.B. schützt die Körperzellen vor schädlichen Substanzen und bewahrt sie vor zu schneller Alterung. Es verzögert die Muskelermüdung und steigert die Ausdauer. Vitamin E erhöht die Sauerstoffversorgung des Körpergewebes und verbessert die Durchblutung.

Einige Mittel enthalten z.B. *viele nützliche Stoffe*, mehrere Vitamine, Mineralsalze, Spurenelemente und Regenerationsstoffe. Sie können damit z.B. gegen Durchblutungsstörungen, einen kranken Darm, eine entartete Darmflora, eine zu träge Lymphzirkulation, ein geschwächtes Immunsystem und gegen Blutbildstörungen gleichzeitig wirken. Sie ersetzen häufig Stoffe, die dem Organismus fehlen. Erst der Ausgleich dieser Mangelsituation im Körper schafft die Voraussetzung für eine Gesundung. Solche Mittel können in den folgenden Übersichten mehrfach auftauchen. Wenn sie auch nicht immer der speziellen Indikation entsprechen, so schaffen sie für die Wirkung spezieller Mittel die günstigen Voraussetzungen.

Die folgende Übersicht mit Medikamenten soll nicht dazu verführen, die oft unerkannten Funktionsstörungen oder Organschwächen aus den Augen zu verlieren. Deshalb habe ich versucht, mit der Spalte "Besonderes" Hintergrund-Informationen über oft verkannte Zusammenhänge zu geben. Leidet z.B. ein Mensch unter einer Hauterkrankung, die Antlitz- oder Zungendiagnostik verrät jedoch eine geschwächte Leber- und Nierenfunktion, so sollten Leber und Nieren behandelt werden. Die Zeichen des Antlitzes und der Zunge verraten die körperlichen Schwachstellen. Diese Organe sind im klinischen Sinne aber noch nicht krank. Erst nach einem Zeitraum von Monaten oder Jahren entwickelt sich aus der Schwachstelle oder einer funktionellen Störung eine krankhafte Organveränderung. Leider kann erst jetzt, also in einem späten Stadium, die ernsthafte Erkrankung durch die übliche

Geräte-Diagnostik gefunden werden. Wer jedoch vorbeugend den Ort des gering-sten Widerstandes durch geeignete Maßnahmen stärkt, verhindert oft das spätere Abgleiten in organische Leiden, Siechtum oder vorzeitigen Tod.

Die vorgestellten Präparate sind in der Apotheke frei (ohne Rezept) verkäuflich und bei richtiger Anwendung ohne schädliche Nebenwirkungen.

Übersicht

Organ Krankheit Beschwerden	Naturheilmittel	Besonderes
1. Kopf Durchblutungsstörungen, Migräne, Kopfschmerzen	siehe bei 7. Gefäße	Migräne und Kopfschmerzen haben oft mehrere Ursachen. Meist ist die Psyche und das vegetative Nervensystem überempfindlich.
2. Obere Atemwege Neben- und Stirnhöhlenentzündung. Alte Herde	**Roth´s RKT-Tropfen**, 3 x 20 Bei Verdacht auf "Stirnhöhlenherd": **Löwe-Komplex Nr. 5,** 3 x 20 Tropfen.	Chronische Nebenhöhlenentzündungen sind oft Krankheitsstreuherde. Sie können weitere Beschwerden wie z.B. Kopfschmerzen, rheumat. Leiden, Immunschwäche u.a. auslösen. Darmstörungen begünstigen Nebenhöhlenerkrankungen.
Kehlkopfentzündung	**Hausmann´s Komplex 20,** 3 x 15-20 Tropfen.	Hinter anhaltender Heiserkeit kann ein Kehlkopfkrebs stecken: Facharzt hinzuziehen.
Mandelentzündung	akut: stündlich 10 Tropfen **Toxi-Loges** oder stündlich 1 Tabl. **Toxi- Loges,** chronisch: **Toxi-Loges Tropfen** 3 x 20 oder **Toxi-Loges Tabletten** 3 x 2.	Mandelentzündungen "streuen" gelegentlich in die Nieren. Eine Harnkontrolle und Blutdruckmessung (Blutdrucksteigerung möglich) nicht versäumen.
Mandelvereiterung	**Hausmann´s Komplex 52,** 3 x 15-20 Tropfen.	Harn und Blutdruck kontrollieren. Nierenbeteiligung oft erst nach Wochen. Darum auch später wiederholt Harn und Blutdruck prüfen.
Rachenentzündung	**Löwe-Komplex Nr. 5,** 3 x 20 Tropfen **Infiminz Tropfen** (wirken desinfizierend und kühlend), nach Anweisung der Packung nehmen.	Woll- oder Seidenschal tragen, auch nachts.
3. Ohren Akute Ohrenentzündung	**Löwe-Komplex Nr. 5,** 3 x 20 Tropfen.	Funktionsstörungen von Blase und Niere fördern Ohrenerkrankungen.

Organ Krankheit Beschwerden	Naturheilmittel	Besonderes
Chronische Ohren-entzündung	**Infi-Lymphect** Tabletten, 3 x 2.	Stirn- und Nebenhöhlenentzündungen sind nicht selten die Wegbereiter für akute und chronische Ohrenentzündung. Über den Rachen und die Ohrtrompete gelangen die Krankheitskeime in das Mittel- oder Innenohr.
Schwerhörigkeit	Als Reaktionsmittel: **Hausmann´s Komplex 101,** 3 x 15-20 Tropfen.	Häufig Erbanlage oder Lärmschäden: Gefäße behandeln.
Ohrekzem	**Infikausal Tropfen**, 3 x 20 zusätzlich: **Zinkit** 10 Drg. oder Brausetabletten. 1-2 x tägl. 1 Drg. bzw Brause-tablette.	Südfrüchte, Süßigkeiten, Alkohol und Bohnenkaffee verstärken fast regelmäßig den Juckreiz.
Ohrklingen	Bei akut auftretenden Fällen so schnell wie möglich die Hilfe eines Experten in Anspruch nehmen. Das chronische Ohrklingen (Tinnitus) ist rückbildungsfähig, in vielen Fällen jedoch nicht mehr völlig heilbar. Grundtherapie ist die Aktivierung der Milz: **Aktivierter Bockshornklee,** morgens regelmäßig 3 Kapseln nach dem Frühstück und **Hausmanns Komplex 87** 3 x 10-20 Tropfen, **Bärlauch-Frischblatt-Granulat,** täglich 1 Gramm bzw. 1 gestrichenen Teel. voll vor dem Schlafen. Bärlauch oder Wildknoblauch (Allium ursinum) hat einen 20-fach höheren Adenosingehalt als üblicher Knoblauch, ist aber geruchlos. Adenosin hat die Eigenschaften von Vitamin A, C, und Selen zusammen. Bärlauch senkt erhöhten Blutdruck,	Die Ursachen für das ständige Ohrklingen unterschiedlicher Intensität sind unklar. Vermutet werden Gefäßerkrankungen, Lärmschäden, Streß, Innenohrentzündungen, chronische Infekte, Halswirbelsäulenveränderungen, Durchblutungsstörungen, beginnende Schwerhörigkeit, versteckte Körperherde (z. B. Zahnherde) und andere. Ohrklingen kann auch mit oder nach einem Hörsturz auftreten. Nur wenn die Behandlung binnen Minuten oder spätestens wenige Stunden nach dem ersten Ohrklingen einsetzt, ist mit völliger Rückbildung der Geräusche zu rechnen. Besteht das Ohrklingen Wochen oder Monate, ist eine Heilung nur noch in ganz wenigen Fällen möglich. Die besten Ergebnisse werden erzielt, wenn die Organschwachstellen durch die Antlitz- und Zungendiagnostik festgestellt und vorher therapiert

Organ Krankheit Beschwerden	Naturheilmittel	Besonderes
	aber auch niedriger Blutdruck normalisiert sich. Sehr günstig ist seine Wirkung auf den Darm und die Darmflora. Täglich 1 Gramm Bärlauch steigert die Durchströmgeschwindigkeit des Blutes nachweislich um 32 %. Der hohe Adenosingehalt erweitert die kleinsten und entlegensten Gefäße. Die einheimische Pflanze Bärlauch besitzt die Eigenschaften von Knoblauch (periphere Durchblutung), Ginkgo biloba (Gehirndurchblutung) und Echinacea (Aktivierung der Immunabwehr).	werden. Bei dieser medikamentösen Unterstützung und der Ausschaltung der Ursachen kann das chronische Ohrklingen sich so beträchtlich vermindern, daß es kaum noch als störend empfunden wird. Fast immer ist die Milzfunktion zu stärken.
4. Augen Augenentzündung, Bindehautentzündung	Allgemeine Entzündung: **Löwe Komplex Nr. 5**, 3 x 20 Tropfen. Durch Stirn- oder Nebenhöhlenentzündung: **Roth´s RKT Tropfen**, 3 x 20. Rheumatische Augenentzündung: **Rheuma-Loges Tropfen** 3 x 20. Augenleiden durch Vitamin B 2-Mangel: **Werdo 10 Tabl.** 1-3 x tägl. 1 Tabl. oder **Sanddorn B 12 Kapseln** (enthalten alle B- Vitamine, viel Vitamin C, Vitamin A und Vitamin E), täglich 3-6 Kapseln, Äußerlich: **Ocutrulan Augensalbe**, 1-2 x täglich in den Bindehautsack geben.	Entzündungen aus den Stirn- und Nebenhöhlen werden oft auf die Augen fortgeleitet. Häufig liegen rheumatische Ursachen vor. Nicht selten sind Augenentzündungen, Augenbrennen und Lichtscheu auf einen Vitamin B 2-Mangel zurückzuführen.

Organ Krankheit Beschwerden	Naturheilmittel	Besonderes
Lidrandentzündung	**Löwe Komplex Nr. 5**, 3 x 20 Tropfen anschließend **Roth´s RKT Tropfen** 3 x 20.	Bei Lidrandentzündung finden sich meist kleine weiße Schüppchen auf den Lidern. Lidrandentzündungen stammen fast immer aus den Stirn- und Nebenhöhlen.
Schlechteres Sehen	**Karotakürbis Kautabletten** täglich 2 Kautabletten, zusätzlich ursächliche Behandlung, Gefäßtherapie!	Evtl. Korrektur durch Brille. Schlechteres Sehen ist häufig ein Fernsymptom nicht erkannter Leber-Galle Störungen.
Grauer Star (Linsentrübung)	Grundmittel: **Hepa Loges Drg.** 3 x 1-2.	Vielfältige Ursachen, Grundleiden behandeln!
Grüner Star (krankhafte Steigerung des Augeninnendruckes)	Grundmittel: **Löwe Komplex Nr. 1** **Löwe Komplex Nr. 7** **Löwe Komplex Nr. 12,** 3 x täglich aus jeder Flasche 15 Tropfen.	Regelmäßig den Augeninnendruck messen lassen, Erblindungsgefahr; Facharzt hinzuziehen.
5. Lunge und Bronchien	Die Lungen geben den Sauerstoff an das Blut und dieses transportiert ihn in das Gewebe. Ein Teil der im Gewebe anfallenden Schlacken werden von der Lunge als Kohlendioxyd abgeatmet. Dadurch wird der Körper entsäuert. Die Lunge entfaltet ihre maximale Funktion morgens zwischen 3 und 5 Uhr und im Herbst. Die Farbe Weiß stärkt die Lungenenergie.	
Akute Entzündung der Bronchialschleimhaut	**Roth´s Ropulmin N Tropfen** 3-4 x 20-30 Tropfen.	Bei länger anhaltenden Bronchial- oder Lungenprozessen ist oft das Herz behandlungsbedürftig.
Chronischer Bronchialkatarrh	**Toxi-Loges** 3 x 20 Tropfen zusammen mit **Roth´s Ropulmin N Tropfen** 3 x 20 Tropfen. Evtl. vor dem Schlafen 3 **Infi-Lymphect** Tabletten.	Mit begleitender schwerer Herzschwäche haben sich 3 x 2, 3 x 1 **Cor-Loges Drg.** zusätzlich bewährt. Bei mittlerer bis leichter Herzschwäche: **Löwe Komplex Nr. 10**, 3 x 20 Tropfen. Bei mittelschwerer Herzschwäche mit Bluthochdruck: **Löwe Komplex Nr. 3**, 3 x 20 Tropfen und **Bärlauch-Frischblatt-Granulat**: 1 gestr. Teel. täglich.

Organ Krankheit Beschwerden	Naturheilmittel	Besonderes
Bronchial-Asthma (Anfälle von Atemnot mit krampfartiger Störung der Aus-atmung)	Grundmittel gegen die allergische Bereitschaft: **Infikausal Tropfen,** 3 x 20. Gegen die begleitende Bronchi-tis: **Roth´s Ropulmin N Tropfen** 3 x 20. Bei stärkeren Formen von Herz-schwäche haben sich 3 x 2, 3 x 1 Drg. **Cor-Loges** bewährt. Bei leichterer bis mittlerer Herz-schwäche mit Bluthochdruck **Löwe Komplex Nr. 3,** 3 x 30, 3 x 20 Tropfen. Eine Mineralien-zufuhr verstärkt die Wirksamkeit der Herzmittel und wirkt an-tiallergisch. Therapie: **Calcium cum N Drg.** (eine Mineralsalz-mischung) 3 x 5 Drg. **Aktivierter Bockshornklee** wirkt ähnlich wie Cortison ohne die schädlichen Wirkungen von synthetischen Cortisonen aufzuweisen. Unter dem Einfluß von aktiviertem Bockshornklee wird das körpereigene Cortison langsamer abgebaut und in der Wirkung verstärkt.	Bronchial-Asthma ist ein schwer heilbares konstitutionelles Lei-den. Das liegt daran, daß oft Schwächen von Nieren, Bauch-speicheldrüse, Milz und Psyche fördernd wirken. Zusätzlich liegt meist noch eine allergische Be-reitschaft vor. Im Herbst ist die Lungenfunktion am aktivsten. Bei anderen Krankheiten oder Beschwerden, die im Herbst auftreten, muß die Vitalität der Lungen zusätzlich gestärkt werden. Geiz und Kum-mer schwächen die Lungenfunk-tion. "Loslassen können" und die Farbe Weiß stärken die Lunge. Jahrelanges Bronchialasthma oder Lungenleiden führen zur Überlastung des rechten Herzens und schließlich zur Herzschwä-che. Akute, lebensbedrohliche Asthma-Anfälle bedürfen schnellster fachkundiger Hilfe.
6. Herz	*Allgemeines:* Bewegungsmangel, Fehlernährung mit Übergewicht, Alkohol, Aufre-gung und Hektik (wer kann heute noch warten ?) fördern Herzleiden. Ohne Beseitigung der auslösenden Ursache keine Heilung. Nach traditioneller, energetischer Medizin empfängt das Herz Energie von der Leber und gibt sie an die Milz. Aus diesem Grund ist bei Herzlei-den oft auch eine Leber- und Milztherapie notwendig. Es bestehen auch Abhängigkeiten zwischen dem Herzen und den Nieren ("Auf Herz und Nieren prüfen"). Bei Herzleiden läßt meist die Konzentrati-on und das Gedächtnis nach und die Kranken werden ängstlich. Die Chinesen sagen: "Die Qualität der Sprache zeigt die Qualität des Herzens". Im Hochsommer entfaltet das Herz seine größte Aktivität. Bei Krank-heiten oder Beschwerden, die im Sommer auftreten, sollte zusätzlich	

Organ Krankheit Beschwerden	Naturheilmittel	Besonderes
	immer die Herz- und Kreislauffunktion gestärkt werden. Innere Heiterkeit, Selbstbewußtsein, Mut und die Farbe Rot stärken das Herz. Grüne Pflanzen stärken wegen ihres hohen Magnesiumgehaltes das Herz.	
Herzschmerzen, anfallsweise in der linken Brust (Gefühl der zu engen Brust)	Rheumatische Ursache: **Rheuma-Loges Tropfen**, 3 x 20 Gegen Wirbel- und Bandscheibenschäden: **Anabol-Loges Kapseln,** zu Beginn 3 x 4, später 3 x 3, 3 x 2 Kapseln. Grundmittel: **Steno-Loges N Tropfen** 3 x 10-15 Tropfen. Oft ist noch eine Zuführung von Mineralien segensreich: **Calcium cum N Drg.** (enthalten Kalium, Calcium, Magnesium, Kupfer und Eisen) 3 x 3 bis 3 x 5 Drg.	Bei der "Herzenge" erhält das Herz über seine Gefäße zu wenig Blut. Der Sauerstoffmangel verursacht Beschwerden. Eine harmlosere Variante wird durch Verkrampfung der Herzgefäße bei Nervosität oder seelischen Störungen ausgelöst. Aber eine ernstere Form wird durch Arteriosklerose der Herzgefäße verursacht. Sehr häufig haben sogenannte Herzschmerzen gar nichts mit einem kranken Herzen oder Herzgefäßen zu tun. Rheumatische Ursachen oder Band- oder Wirbelsäulenschäden von Hals- oder Brustwirbelsäule können dahinterstecken. Die Beschwerden sitzen im großen Brustmuskel und werden fälschlich auf das Herz bezogen.
Organisch bedingte Herzschmerzen	Ernährungsumstellung: Übermäßiger Verzehr von Fleisch, Wurst, Fisch, Eiern und zuckerhaltigen Speisen führen zu Gefäß- und Gewebsschäden. Verheerend wirkt sich die Mangelbewegung auf die Qualität und die Leistungsfähigkeit des Herzens aus. **Steno-Loges N** Tropfen 3 x 10-15 Tropfen, leichtere Fälle: **Presselin Weißdorn-Tropfen**, 3 x 20-40. Unbedingt Kalium und Magnesium zuführen. Magnesium:	Bei körperlicher Anstrengung können sich die verengten, meist arteriosklerotischen Herzgefäße nicht mehr erweitern. Der Herzschmerz ist aber nicht nur auf die Minderdurchblutung sondern auch auf eine Übersäuerung des Herzens (ein Muskel) zurückzuführen. Ein echter Herzschmerz kann durch körperliche Belastung ausgelöst werden.

Organ Krankheit Beschwerden	Naturheilmittel	Besonderes
	Magnerot CLASSIC Tabl. 3 x 2, 3 x 1 Tabl., Kalium: **KCL 300** Tabl. 2-5 x täglich 1 Tabl. Für Herz und Herzgefäße: **Infipect Tropfen,** 3 x 20. Bei Übersäuerung des Herzmuskels: **Löwe-Komplex Nr. 10** 3 x 20 Tropfen.	
Seelisch bedingte Herzschmerzen (sogenannte "funktionelle" Herzschmerzen)	Bei niedrigem Blutdruck und Kreislaufschwäche: **Löwe Komplex Nr. 2**, 3 x 20 Tropfen und/oder **aktivierter Bockshornklee**, morgens 3 Kapseln. Bei erhöhtem Blutdruck mit oder ohne Herz- und Kreislaufschwäche: **Löwe Komplex Nr. 3**, 3 x 20 Tropfen und **Bärlauch-Frischblatt-Granulat** 1 gestrichenen Teel. morgens. Bei schwankendem Blutdruck durch innere Spannungen oder nervös ausgelöste Herzbeschwerden: **Dysto-Loges Tropfen** 3 x 10, oder **Dysto-Loges Tabl.** 3 x 1. Herzbeschwerden durch Magnesiummangel: **Magnerot CLASSIC Tabl.** 3 x 2, 3 x 1.	Diese Herzschmerzen werden durch Aufregungen oder innere Spannungen ausgelöst. Durch einen einfachen Test mit einem Blutdruckmeßgerät kann man sich oft Klarheit verschaffen. Man mißt den Blutdruck. Dann wird das Gerät um 100 Teilstriche höher aufgepumpt als der ermittelte obere Blutdruckwert. Beträgt der Blutdruck z. B. 130/80, pumpt man den Zeiger auf 230. Treten hierbei Herzschmerzen auf, liegt meist eine organisch bedingte Herzenge vor. Fehlt ein Schmerz, spricht dies für funktionelle "nervöse" Herzbeschwerden.
Störung des Herzschlages: Herzschläge außerhalb der Reihe, zu schneller Herzschlag	Zur Beruhigung und Stärkung des Herzens: **Infi-Spartium Tropfen**, 3 x 20 Beachte: Immer das Grundleiden behandeln! Oft Mineralmangel besonders von Calcium, Kalium und Magnesium. Therapie: **Calcium cum N Drg.** (Calcium-Kalium-Magnesium-Präparat). Grundtherapie bei "Gasbauch"	Hier sollte ein erfahrener Behandler feststellen, ob es sich um organisch ausgelöste Veränderungen des Herzens oder des rechten Herzvorhofes handelt oder ob seelische Spannungen die Rhythmusstörungen des Herzens verursachen. Nicht selten stecken aber auch verborgene Krankheitsherde dahinter (z. B. Zähne, Mandeln, Verschiebungen der

Organ Krankheit Beschwerden	Naturheilmittel	Besonderes
	3 x 10-15 Tropfen **Ventri-Loges**, unbedingt eine gestörte Darmflora normalisieren. Siehe 10. Darm "Krankhafte Darmflora".	Hals- oder Brustwirbelsäule). Auch ein Hochstand des Zwerchfells durch "Gasbauch" engt das Herz ein und verursacht Störungen des Herzschlages. Eine Überfunktion der Schilddrüse ist sehr oft für einen zu schnellen Herzschlag verantwortlich.
Herzinfarkt	Bei Herzinfarktverdacht sofortige Krankenhauseinweisung! Rauchen einstellen. 20 und mehr Zigaretten täglich erhöhen die Infarktanfälligkeit dreifach. Unter Infarktkranken finden sich sieben Mal mehr Raucher als Nichtraucher. Eine wesentliche Ursache des Infarktes ist die Übersäuerung des Herzmuskels. Langzeitbehandlung muß die Organschwächen stabilisieren. Strophantus-Präparate wie z. B. **Löwe-Komplex Nr. 10**, 3 x 20 Tropfen entsäuern das Herz. Unbedingt eine Therapie der Gefäße. Siehe 7. Gefäße, unter "Arteriosklerose".	Plötzliche Schmerzen hinter dem Brustbein. Beim Infarkt des vorderen Herzens strahlen die Schmerzen in den linken Arm. Beim Infarkt des hinteren Herzens auch in den rechten Arm, nicht selten auch in den Hals, die Zähne oder in den Oberbauch. Der Kranke hat Todesangst: "Es geht zu Ende" und er wälzt sich meist hin und her. Der Zustand kann mehrere Stunden anhalten. Vorsicht: In über 50 % der Fälle verläuft der Infarkt untypisch. Der Kranke klagt dann z. B. über Kopfschmerzen, Gallenkolik, Druckgefühl in der Brust oder "grippale Erscheinungen". Herzinfarkte entstehen fast nur im vorderen oder hinteren *linken* Herzen.
Herzmuskelschwäche	Bei schweren Formen hilft bei stämmigen und blutreichen Kranken oft ein Aderlaß von 200-500 ml pro Sitzung (möglichst um Vollmond). Gewichtsabnahme entlastet das Herz. Zur Stärkung des Herzens: **Cor-Loges Drg.** 3 x 2, 3 x 1. Wurde mit chemischen Mitteln entwässert, wurden meist zu viele Mineralien, wie z. B.	Ausgeprägte Fälle verursachen bei dem Kranken Atemnot, nicht selten auch Husten und Wasseransammlungen in den Knöcheln, vorwiegend abends. Das Ziel ist es, möglichst ausgeprägte Formen von Herzmuskelschwäche zu vermeiden und frühzeitig gegenzusteuern. Kann der Kranke schlecht auf der linken Seite liegen, ist das Herz

Organ Krankheit Beschwerden	Naturheilmittel	Besonderes
	Kalium, verloren. Bei Magnesiummangel **Magnerot CLASSIC Tabl.** 3 x 2. Ein ausreichendes Mineralange- bot ist für eine gute Herztätigkeit unabdingbar: **Calcium cum N** Drg.: 3 x 3, 3 x 5 Drg.	für eine Behandlung dankbar. Das Herz entfaltet die größte Aktivität mittags und im Sommer. Mittagsmüdigkeit deutet auf ver- borgene Herz- und Kreislauf- schwäche hin.
Herzschwäche mit Wassersucht	Zusätzlich**: Aktivierter Bocks- hornklee** (cholesterinsenkend, erhöht den Blutsauerstoff, ver- meidet Wasseransammlungen und wirkt positiv auf das Venen- system), nach dem Frühstück 3 , evtl. sogar 2 x 3 Kapseln täglich. **Löwe Komplex Nr. 12** (Venen und Lymphmittel) 3 x 20 Tropfen, **Löwe Komplex Nr. 13** (Entwässerungsmittel, mild wir- kend) 3 x 20 Tropfen. Mineralga- ben führen zum Rückgang der Wasseransammlungen: **Calcium cum N Drg.,** 3 x 5, (Mineral- salzgemisch mit Calcium, Ma- gnesium, Kupfer und Eisen).	Grundbehandlung wie bei "Herzmuskelschwäche" angegeben.
Leichte bis mittlere Herz- und Kreislauf- schwäche mit niedri- gem Blutdruck	**Löwe-Komplex Nr. 2**, 3 x 20 Tropfen. Bei Blutarmut: **Ferro-Folgamma Kapseln** 3 x 1-2 oder **Bärlauch-Eisen-Kapseln** 3 x 1. Wichtig ist auch organisches Kupfer (ohne Kupfer keine Blut- bildung und Sauerstoffatmung): **Aktivierter Bockshornklee** nach dem Frühstück 3 Kapseln (gibt Tagesvitalität).	Häufig Symptom einer anderen oft unerkannten Störung. Bei Frauen liegt nicht selten Blutar- mut vor. Ursache hierfür ist häu- fig der Blut- und Eisenverlust durch die monatliche weibliche Regel. Während der Regel wird oft mehr Blut bzw. Eisen verlo- ren, als der Körper in 4 Wochen neu bereitstellt.

Organ Krankheit Beschwerden	Naturheilmittel	Besonderes
Wechselhafte Herz-Kreislaufbeschwerden	**Roth´s Rotacard** 3 x 20 Tropfen (schneller Wirkungseintritt).	Wetterfronten, psychische Erregungen, Milieuwechsel (Urlaub), Höhenunterschiede (vom Flachland ins Gebirge) u.a. können bei Disponierten Herz-Kreislaufbeschwerden auslösen.
Bluthochdruck mit oder ohne Herz- und Kreislaufschwäche	**Löwe Komplex Nr. 3**, 3 x 20 Tropfen (senkt schonend Blutdruck durch Stärkung von Herz, Arterienfunktion und Nervensystem sowie Entstauung über die Venen), **Bärlauch-Frischblatt-Granulat** (senkt Hochdruck durch Steigerung der Blutzirkulation um 32 %, verhindert die Verklebung des Blutes), täglich 1 gestrichenen Teelöffel.	Alkohol steigert sehr schnell den Blutdruck! 4 Tage Saftfasten (nur Obst- oder Gemüsesäfte, keine feste Nahrung) normalisiert den Blutdruck fast immer. Bei bedrohlichen Formen *blutreicher* Kranker hilft oft ein gekonnter, wiederholter Aderlaß.
Niedriger Blutdruck mit Allgemeinbeschwerden	Häufig liegt Anämie vor: **Bärlauch-Eisen Kapseln** 3 x 1 (werden gut vertragen und führen nicht zur Stuhlverstopfung). **Ferro-Folgamma Kapseln** 3 x 1-2. Bei Blutarmut ist der Magen häufig untersäuert. Dadurch wird die Eisenaufnahme erschwert. Gegen Magenuntersäuerung: **Ventri-Loges** 3 x 10-15 Tropfen.	Niedriger Blutdruck ist keine Krankheit und oft konstitutionell bedingt. Erst bei zusätzlichen Beschwerden wie Tagesmüdigkeit, Leistungsminderung, Flimmern vor den Augen, Kopfschmerzen, sollte der Kreislauf behandelt werden. Dabei gehen die Beschwerden zurück; der Blutdruck steigt jedoch kaum .
Herzschwäche durch krankhafte Blutvermehrung	Von einem geübten Behandler eine **Serie von Aderlässen** durchführen (möglichst um Vollmond). Siehe auch Abschnitt **Blut**.	Ursache ist eine Knochenmarksvermehrung. Symptome sind Kopfschmerzen, Schwindel, Hitzewallungen und blaurote Schleimhäute. Durch die zu große Blutmenge wird das Herz überlastet.

Organ Krankheit Beschwerden	Naturheilmittel	Besonderes
Herzklappenfehler	Spezialisten einschalten. Rechtzeitige Operation kann vorteilhaft sein.	Oft durch allergische oder bakterielle Entzündungsherde verursacht (nicht selten rheumatisch), teilweise aber auch angeboren, dabei krankhafte "Herzgeräusche".
Herzstörungen durch Überfunktion der Schilddrüse	Schilddrüsenüberfunktion und vegetatives Nervensystem berücksichtigen: **Thyreo-Loges** Tropfen oder Tabletten (Schilddrüse), 2 x 5-10 Tropfen bzw. 2 x ½ - 1 Tabl. **Dysto-Loges** Tropfen oder Tabletten (veget. Nervensystem) 3 x 10 Tropfen bzw. 3 x 1 Tabl.. Mineralien zuführen: **Calcium cum N Drg.** 3 x 5.	Hierbei meist Herzrasen bzw. hoher Pulsschlag. Allgemeine Nervosität steht im Vordergrund: Unruhe, Hektik, zittrige oder feuchte Hände, innere Hitze, "Durchfall" bei Aufregung. Frauen erkranken viermal häufiger als Männer. Bei 80 % hervortretende Augen. Oft tritt bei leichten Fällen nur gelegentlich eine Überfunktion der Schilddrüse auf. Hierbei kann eine Schilddrüsenschwellung fehlen.
7. Gefäße Arteriosklerose	Behandlung der ursächlich kranken Organe! Hochwirksam ist die Zuführung von Magnesium und Vitamin E: **Anabol-Loges Kapseln** 3 x 2 oder **Vigodana** morgens 1-2 Kapseln. **Ginkgo-Loges** (besonders Durchblutungsstörungen des Gehirns) 3 x 20 Tropfen. **Bärlauch-Frischblatt-Granulat.** Täglich 1 Gramm bzw. 1 gestrichenen Teel. dieses geruchlosen Wildknoblauchs steigert die Durchblutung um 32 %. Ein 20-fach höherer Adenosingehalt als bei Knoblauch erweitert entlegene Gefäße. Enthält 30 % mehr schwefelhaltige Substanzen als Knoblauch. Diese regulieren Cholesterine und verhindern Verklumpungen der roten Blut-	Übermäßige Furcht vor Krankheiten, Bequemlichkeit und Gleichgültigkeit fördern arterielle Gefäßleiden. Kranke mit Arteriosklerose sind oft uneinsichtig, unnachgiebig und starr (auch die Arterien werden starr, unnachgiebig und eng). Übergewicht, Unterfunktion der Schilddrüse, Nieren- oder Leberleiden, Nebennierenerkrankungen, Darmstörungen und unbekannte Körperherde sind oft Wegbereiter der Gefäßverkalkung.

Organ Krankheit Beschwerden	Naturheilmittel	Besonderes
	körperchen. Oder auch **Bärlauch-Magnesium Kapseln** 3 x 1 oder 1 x 3.	
Arterieller Bluthoch- druck	Siehe im 6. Abschnitt "Herz" unter Bluthochdruck	
Anfallsweises Auftre- ten weißer Finger	Zur Gewebsentschlackung **Rheuma-Loges** 3 x 20 Tropfen. Zur Festigung des Bindegewebes und Knochenmineralisierung, Stimmungsaufhellung und Anre- gung der Sexualhormone: **Ana- bol-Loges**, 1 Woche 3 x 4, ab 2. Woche 3 x 2 Kapseln. Gegen psychische Schwäche, Nervosität: **Dysto-Loges** 3 x 10 Tropfen oder 3 x 1 Tabl. Bei Gewebsverschlackung durch gestörte Nieren- und Herzfunktion: **Infi-Ononis** Tropfen, 3 x 20.	Entsteht besonders durch Käl- tereize. Durchblutungsmittel sind fast immer erfolglos. Die Arterien werden über die Gefäßnerven eng gestellt. Die Betroffenen sind übersensibel (viermal soviel Frauen wie Männer). Weiße Finger "Leichenfinger" werden sehr häufig durch Störungen der Halswirbelsäule ausgelöst.
Blutergüsse	**Infitraumex Tropfen**, bei akuten Verletzungen stündlich 10 Trop- fen, bei älteren "blauen Flecken" 3 x 20.	Bei akuten Verletzungen keine gefäßerweiternden Mittel wie z. B. Coffein oder ähnlich wirken- de Substanzen geben.
"Marmorhaut"	**Zinkit 10 Drg. oder Brauseta- bletten** tägl. 1 Drg. bzw. 1 Brausetablette.	Scheckig blau-rötlich-weißlich gemaserte Haut meist an den Beinen (Arme und Hände selte- ner betroffen) und gehäuft bei Frauen auftretend. Ursache ist eine Fehlregulation der Ge- fäßnerven bei empfindlicher Psyche.
Krampfadern	Milztherapie: **Hausmanns- Komplex 87**, 3 x 15-20 Tropfen. Für die Venen: **Löwe Komplex Nr. 12 N**, 3 x 20 Tropfen. Gegen Milzschwäche, Venenlei- den und venös bedingter Was- sersucht: **Aktivierter Bocks- hornklee** nach dem Frühstück 3, bei akuten Fällen zusätzlich vor	Der Krampfadernbildung liegt eine Bindegewebsschwäche zugrunde. Eine geschwächte Milzfunktion reduziert die Qualität des Bindegewebes. Venenkranke sind oft zu nachgiebig (auch die Venenwände geben nach und erweitern sich).

Organ Krankheit Beschwerden	Naturheilmittel	Besonderes
	dem Schlafen 3 Kapseln. Zur Bindegewebsstärkung und Versorgung mit Spurenelementen: **Spirillon Drg.**, 3 x 2.	
Hämorrhoiden	Wie bei Krampfadern behandeln. Bei Darmverpilzung siehe 10. Darm "Darmpilze", bei Prostataleiden siehe 14. "Vorsteherdrüsenleiden", bei Frauenleiden siehe 15. "Unterleibsleiden".	Hämorrhoiden sind Krampfadern des Afters. Sie können sich entzünden und verursachen Juckreiz, Brennen oder hellrote Blutungen (Abklären gegen Darmkrebs, Darmpolypen, Darmentzündungen mit Geschwürsbildung). Ständiger Juckreiz am After kann auch ein Zeichen einer Darmverpilzung sein. Unterleibsleiden bei Frau und Mann (Prostata) können ebenfalls hartnäckige Hämorrhoidalbeschwerden verursachen.
Offene Beine (Beingeschwüre)	Bei Beingeschwüren durch Krampfadern (venöse Ursache) wie unter "Krampfadern" aufgeführt behandeln. Wenn durch arterielle Durchblutungsstörung hervorgerufen wie unter "Arteriosklerose" aufgeführt behandeln.	"Offene Beine" sind zu 80-90 % Folge von Krampfadern. Fast immer ist eine Milz- und Leberbehandlung notwendig. Die offene Stelle soll atmen. Die Geschwüre müssen von innen nach außen abheilen. Bei 10-20 % sind arterielle Durchblutungsstörungen die Ursache von Beingeschwüren.
Cholesterin-Erhöhung	**Lipifug-Granulat:** 1 Woche 2 x 1, ab 2. Woche 1 x 1 Beutel täglich (morgens) mit ausreichend Flüssigkeit oder **Bärlauch-Frischblatt-Granulat,** täglich 1 gestrichenen Teelöffel. Der hohe Schwefelgehalt von Bärlauch verhindert das Ranzigwerden des Cholesterins. Zusätzlich 3 Kapseln **Aktivierter Bockshornklee.** Der in Bockshornklee enthaltene hohe Gehalt an Saponinen steigert die Gal-	Ernährungsumstellung und Ursachenbehandlung notwendig (Unterfunktion der Schilddrüse, Leber-Galle-Leiden, Zuckerkrankheit?) Wird Cholesterin ranzig, lagert es sich an den Gefäßen ab. Freßzellen (Makrophagen) fressen das ranzige Cholesterin aus den Gefäßen heraus. Dabei entstehen Geschwüre in den Gefäßen. Die Freßzellen zerplatzen und verkleben die Gefäße.

Organ Krankheit Beschwerden	Naturheilmittel	Besonderes
	lensäureproduktion. Gallensäuren binden Cholesterine und scheiden sie aus.	Viel körperliche Bewegung und Gewichtsabnahme senkt erhöhte Cholesterinwerte.
Wasseransammlung in den Beinen	Ursachenbehandlung! Meist Herzmuskelschwäche (hierbei sind die Beine, Knöchel und Füße morgens dünn und abends dick). Therapie: **Cor-Loges** Drg. 3 x 1-2, die Inhaltsstoffe stärken den Herzmuskel, verbessern den Herzstoffwechsel und schwemmen krankhafte Flüssigkeitsansammlungen aus. Bindegewebsabdichtung: **Spirillon Drg.** 3 x 2 (komplettes Elektrolyt und Spurenelement-Präparat) oder **Calcium cum N Drg.** 3 x 3-5 Drg. Zur Venentherapie und Gewebsentquellung (oft nur einseitig, linkes Bein bevorzugt): **Aktivierter Bockshornklee** 1-2 x täglich 3 Kapseln und/oder **Löwe Komplex Nr. 13,** zur sanften Entwässerung 3 - 4 x tgl. 20-30 Tropfen.	Ursachen können Störungen des Herzens, der Nieren der Venen und des Bindegewebes sein. "Die Milz ist der Meister des Bindegewebes und der Körperflüssigkeiten".
Kopfschmerzen Migräne	Abschalten. Ausreichender Schlaf und viel Bewegung in frischer Luft. Dem Körper Regeneration gönnen (Urlaub, Spaziergänge). Langfristige Schmerzmitteleinnahme kann neue Kopfschmerzen auslösen. Sonst unbedingt die Ursache ermitteln und behandeln. Gegen akute Kopfschmerzen und akuten Kopfdruck zunächst 40-45 Tropfen **Dolor-Loges**.	Oft bestehen mehrere Ursachen zusammen. Feinnervige Menschen sind besonders disponiert. Ursachen können sein: Allergie, rheumatische Faktoren, Halswirbelsäulenprozesse, Wetterempfindlichkeit, elektrische Spannungsfelder, Überanstrengung der Augen (Brille?), psychische Störungen, Einfluß von Fernseh- und Computerbildschirmen, Stirn- und Nebenhöhlenprozessen, arterielle oder venöse Stauungen, Organleiden.

Organ Krankheit Beschwerden	Naturheilmittel	Besonderes
	Diese Droge muß bei den allerersten Anfängen des Kopfschmerzes gegeben werden (nicht erst wenn der Schmerz schon ½ - 1 - 2 Stunden besteht).	Hirntumore verursachen oft zusätzlich nervliche Ausfälle, hierbei häufig Krampfanfälle, abgehackte Sprache, Bewußtseinsstörungen, Persönlichkeitsveränderung.
8. Verborgene Krankheitsursachen	**Löwe-Komplex Nr. 5** kann Herde und die Folgen unerkannter Entzündungen beseitigen. Bei der Einnahme von 3 x 20 Tropfen "melden sich die Herde" oft durch Ziehen, Spannung oder Schmerzen. Diese positive Heilreaktion erfordert vorübergehend 3 x 40 Tropfen. Ähnlich wirkt auch die Einnahme von **Bärlauch-Frischblatt-Granulat** 1 x täglich 1 gestr. Teel.. Geht das Symptom eines erkannten Herdes nach längerer Einnahme des Präparates nicht zurück und bessert sich nicht der Gesundheitszustand, ist oft ein operatives Vorgehen erforderlich.	Wenn Leiden auf die gezielte Therapie nicht ansprechen, liegen oft nicht erkannte Krankheitsherde vor. Ein Herd ist eine abgegrenzte chronische krankhafte Gewebsveränderung. Diese produziert keine örtlichen Symptome, stört jedoch die körperliche Gesundheit oder ein vom Herd weiter entferntes Organ. Über die Hälfte aller Beherdungen befinden sich im Kopfbereich (meist Stirnhöhlen, Nebenhöhlen, Mandeln und Zähne). Hat ein Mensch einen unerkannten Körperherd in sich, sieht er oft krank bzw. leidend aus.
9. Magen	*Allgemeines:* Ärger, unbewältigte Konflikte und seelische Spannungen "schlagen bei disponierten Personen auf den Magen". Genußgifte wie Alkohol, Bohnenkaffee, Süßigkeiten und Nikotin sowie Magenüberladungen und eine Reihe von chemischen Medikamenten wirken krankheitsfördernd. Bei Magenbeschwerden oder Magenerkrankungen sollte unbedingt nach Störungen entfernter Organe gefahndet werden. Fehlfunktionen von Milz, Nieren, Herz, Bauchspeicheldrüse, Darm, Leber-Galle sowie des Nervensystems ziehen fast immer den Magen in Mitleidenschaft. Wird das auslösende Organ nicht gefunden und therapiert, sind die Magenbeschwerden in der Regel nicht positiv zu beeinflussen. Morgens zwischen 7 und 9 Uhr entfaltet der Magen seine maximale Aktivität und besitzt die höchste Energie. Stellen sich in dieser Zeit Schmerzen oder bei schon organisch Magenkranken die Hauptschmerzen ein, so ist dies ein typischer Hinweis dafür, daß die "Magenenergie" geschwächt ist.	

Organ Krankheit Beschwerden	Naturheilmittel	Besonderes
	Abends und nachts sinkt die Produktion von Magensäure und Galle erheblich. Aus diesem Grunde sind späte oder nächtliche Mahlzeiten ungesund, schlafverschlechternd, naturwidrig und krankheitsfördernd. Der Magen entfaltet im Spätsommer/Frühherbst seine jahreszeitlich größte Aktivität. Steht ihm hierfür nicht genügend Energie zur Verfügung, erkrankt er in dieser Zeit schneller. Strebertum, kontinuierlicher Ärger und zu große Empfindlichkeit schwächt den Magen. Innere Ruhe stärkt den Magen. Gelb ist die Farbe des Magens. Magenkranke mögen intuitiv diese Farbe, denn ihre Farbschwingung führt dem Magen positive Energie zu.	
Zuviel Magensäure	**Löwe-Komplex Nr. 6,** 3 x 15 Tropfen. Bei geschwächter Nierenfunktion: **Löwe Komplex Nr. 7** **3 x 15-20 Tropfen.**	Oft kontinuierlicher innerer Ärger bei geschwächter Nierenfunktion ("es geht an die Nieren und schlägt auf den Magen"). Auch unter "Sodbrennen" nachsehen!
Zuwenig Magensäure	**Ventri-Loges** 3 x 15 Tropfen ca. ½ - ¼ Stunde vor den Mahlzeiten. **Schwedentrunk der Echte anthranoidfrei** 2-3 x täglich 1 Tee- bis Kaffeelöffel voll.	Menschen mit zuwenig Magensäure sind oft zu gleichgültig. Fast immer ist die Therapie von Leber und Milz sowie der Hormondrüsen zusätzlich erforderlich.
Magenschleimhautentzündung	**Löwe Komplex Nr. 6,** 3 x 15 Tropfen. **Sanddorn B 12 Kapseln**, tgl. 3-6, (Vitamin B-Mangel disponiert zu Gastritis). Bei säurearmer Magenschleimhautentzündung : **Ventri-Loges** , 3 x 15 Tropfen. Bei übersäuerter Gastritis: Vor dem Schlafen 3-6 Kapseln **Aktivierter Bockshornklee**. Bei allergisch bedingter Magenschleimhautentzündung: **Infikausal** 3 x 15-20 Tropfen.	Die häufigsten Ursachen sind Alkohol- und Nikotinkonsum, Medikamentenmißbrauch und ständige Magenüberladungen. Ein Viertel aller Fälle von Magenschleimhautentzündung ist allergisch bedingt. Morgendliche Appetitlosigkeit ist oft ein Gastritiszeichen.

Organ Krankheit Beschwerden	Naturheilmittel	Besonderes
Magen- bzw. Zwölf-fingerdarmgeschwür	**Hausmann´s Komplex 70**, 3 x 15 Tropfen. Wenn Schmerzen durch Säure (typisch sind die sogenannten "Nüchtern-schmerzen") 1 bis mehrmals täglich **Luvos Heilerde** 1 - mehrmals täglich 1 Teelöffel.	Unbedingt nach auslösenden weiteren Organstörungen fahn-den und therapieren (besonders Nieren, Leber-Galle, Milz, Bauchspeicheldrüse und Psy-che).
Sodbrennen	Bei Säuremangel: **Ventri-Loges Tropfen**, 3 x 15. Bei Übersäue-rung: **Luvos-Heilerde 1**, 1 bis mehrmals täglich 1 Teel. voll. Bei weiblichen Hormonstörun-gen: **Löwe Komplex Nr. 14**, 3 x 15-20 Tropfen. Bei psychischer Verspannung **Dysto-Loges Tropfen oder Tabl.** 3 x 10 Tropfen bzw. 3 x 1 Tabl. Bei Trägheit sämtlicher Verdau-ungsdrüsen: **Schwedentrunk der Echte anthranoidfrei.** Zur Wiederherstellung einer gesunden Darmflora sowie der verbesserten Durchblutung der Organe: Siehe 10. Darm unter "krankhafte Darmflora" und 7. Gefäße.	Meist **zuwenig** Säure bei schlechter Magenentleerung. Psychische und hormonelle Stö-rungen, hastiges Essen, ungenü-gendes Kauen sowie Süßigkeiten wirken begünstigend.
Mundgeruch	Unbedingt Ursachenbehandlung! Bei Säuremangel des Magens **Ventri-Loges**, 3 x 15 Tropfen. Hilfreich ist oft das Kauen von 1-2 Wacholderbeeren täglich.	Ursachen sind verschieden und vielfältig: z. B. kranke Zähne, Zahnfleisch, Mandeln, Rachen, Nebenhöhlen, Magen-Darm-Störungen sowie zu geringe Flüssigkeitsaufnahme.

Organ Krankheit Beschwerden	Naturheilmittel	Besonderes
Blähsucht	**Hausmanns Komplex 81**, 3 x 15-20 Tropfen. Bei zu schwacher Fermentabgabe durch die Bauchspeicheldrüse: **Infi-tract N Tropfen**, 3 x 20. Oft kranke Darmbakterienflora: Siehe 10. Darm unter "Krankhafte Darmflora". Bei Verkrampfungen von Magen-Darmabschnitten: **Löwe Komplex Nr. 6,** 3 x 15-20 Tropfen.	Unbedingt Ursachen aufspüren, Meist verminderte Abgabe von Verdauungsfermenten durch die Bauchspeicheldrüse, aber auch Verkrampfungen von Darmabschnitten oder Fehlbesiedlung der Darmflora bzw. Verpilzung des Darmes.
"Nervöser Magen", Magenverkrampfung	**Dysto-Loges** Tropfen oder Tabl., 3 x 10 Tropfen bzw. 3 x 1 Tabl.	Meist seelisch oder streßbedingte Ursachen.
"Verdorbener Magen"	**Schwedentrunk der Echte anthranoidfrei**, 2 - 3 x täglich ½ - 1 Kaffeelöffel. Für die Handtasche als ständigen Begleiter und Soforthelfer: **Infiminz** 1 bis mehrmals täglich 2 - 5 Tropfen auf warmes Wasser.	Meist durch Magenüberfüllung, Verzehr von erhitzten Fetten, Süßigkeiten oder überalterte Speisen.
Magensenkung	Zur Stärkung des erschlafften Magens: **Ventri-Loges,** 3 x 10-15 Tropfen. Zur Bindegewebsstärkung: **Anabol-Loges,** 3 x 2 Kapseln. Gegen die oft begleitenden Kreislaufbeschwerden sowie den hier anzutreffenden niedrigen Blutdruck: **Löwe Komplex Nr. 2**, 3 x 15 Tropfen.	Er entwickelt sich auf dem Boden einer Bindegewebsschwäche und findet sich häufiger bei Frauen.

Organ Krankheit Beschwerden	Naturheilmittel	Besonderes
Magenerweiterung	Zur Narbenerweichung und Schleimhautregeneration mehrere Monate **Hausmann´s Komplex 51** (Graphites), 4 x täglich 15 Tropfen. Zur Stärkung von Magen- und Milz: **Aktivierter Bockshornklee,** vor dem Schlafen 3 Kapseln.	Hauptursache sind abgeheilte Magengeschwüre. Jedes verheilte Magen- oder Zwölffingerdarmgeschwür hinterläßt eine Narbe. Narben bestehen aus Bindegewebe und dieses schrumpft. Da die meisten Geschwürsbildungen in Nähe des Magenausganges auftreten, verengt sich dieser nach mehreren abgeheilten Magen- oder Zwölffingerdarmgeschwüren. Durch diese Verengung kann die Magenmuskulatur die Speisen kaum noch hindurchzwängen und der Magen erweitert sich. Allerdings kann auch jahrelanges unmäßiges Essen den Magen erweitern.
Magen-Krebs	siehe unter Krebs	Krebs ist eine Allgemeinerkrankung, die am Ort des geringsten Widerstandes ausbricht.
10. Darm	***Allgemeines:*** Eine verminderte Funktion der Bauchspeicheldrüse ist sehr häufig die unerkannte Ursache von Darmbeschwerden. Bei geschwächter Nierenfunktion entlastet der Darm nicht selten die Nieren und scheidet Flüssigkeit über die Schleimhäute in den Darm. Dabei können breiige oder durchfallähnliche Stuhlentleerungen auftreten. Darmleiden werden durch vitalstoffarme Ernährung, Angst und Schlafen über elektromagnetischen Störzonen (zum Beispiel "Wasseradern") erheblich gefördert. Nicht wenige Darmerkrankungen sind auf allergische Faktoren zurückzuführen. Der Dickdarm entfaltet seine maximale Aktivität morgens zwischen 5 und 7 Uhr. In diesem Zeitabschnitt haben die meisten Menschen ihre Stuhlentleerung. Jahreszeitlich hat der Dickdarm im Herbst seine größte Aktivität. Bei anderen Erkrankungen, die im Herbst ausbrechen, sollte immer die Funktion des Dickdarmes gestärkt werden. Ehrlichkeit und die Farbe Weiß stärkt den Dickdarm.	

Organ Krankheit Beschwerden	Naturheilmittel	Besonderes
Darmentzündung, Durchfall	Gegen Darmentzündung und Durchfälle akuter und chronischer Art, Virusinfektionen des Dick- und Dünndarmes und zur Vorbeugung von Darmstörungen bei Klimawechsel: **Diarrhoesan**, Erwachsene und Schulkinder anfangs 2 Eßlöffel, anschließend stündlich 1 Eßlöffel voll, nach Abklingen der akuten Erscheinungen 2 x tägl. 1 Eßl. Das rein pflanzliche Mittel bindet Mikroben und Gifte. Bei Darmentzündung durch Immunschwäche: **Löwe Komplex Nr. 5**, 3 x 20 Tropfen. Bei allergischer Darmentzündung **Infikausal** Tropfen, 3 x 20.	Darmentzündung kann mit oder ohne Durchfall auftreten. Bei schweren Fällen können blutende Darmgeschwüre das Leiden verschlimmern. Entzündungen des Dickdarmes haben meist wäßrige Durchfälle über den Tag verteilt. Entzündungen des Dünndarms haben selteneren Durchfall und große breiige, häufig auch graue oder grüne Entleerungen. Begünstigt werden Darmentzündungen durch Fehlernährung. Besonders Süßigkeiten und zuviel tierische Eiweiße führen zu Gärungs- und Fäulnisprozessen im Darm. Bei Durchfällen viel trinken, um den Flüssigkeitsverlust auszugleichen.
Krankhafte Darmflora	**Bärlauch-Frischblatt-Granulat,** 3 Tage 1 Teel. , ab 4. Tag 1 gestrichenen Teel. vor dem Schlafen. Siehe auch unter "Darmpilze".	Meist Folge von Fehlernährung, Genußmittelmißbrauch, Süßigkeiten sowie Medikamenten (bes. Antibiotika und Sulfonamide).
Darmverstopfung	3 Tage 1 Eßl., ab. 4 Tag 1 gestrichenen Teel. **Bärlauch-Frischblatt-Granulat** vor dem Schlafen. Zur Anregung der Magen- und Gallensaftabsonderung: **Ventri-Loges** 3 x 15 Tropfen ½ - ¼ Std. vor dem Essen.	Immer den Magensäurefluß wecken und die Leber- und Gallefunktion verbessern. Jahrzehntelange hartnäckige Stuhlverstopfung schwindet nach wenigen Tagen mit Vollwertkost.
Durchfall ohne "Bauchkneifen" und ohne Krankheitsgefühl	**Thyreo-Loges** Tropfen oder Tabl. 2 x 5-10 Tropfen, bzw. 2 x tägl. ½ - 1 Tabl. und **Dysto-Loges** Tropfen oder Tabl. 3 x 10 Tropfen und 3 x 1 Tabl.	Beruhen nicht selten auf einer Überfunktion der Schilddrüse. Auch chronische Angst kann zu unerklärbaren Durchfällen führen.

Organ Krankheit Beschwerden	Naturheilmittel	Besonderes
Darmentzündung allergisch	Unbedingt Süßigkeiten meiden: **Infikausal Tropfen,** 3 x 20. Darmflora regenerieren: Siehe unter "Krankhafte Darmflora".	Bei einer bestimmten Art von allergischer Darmschleimhaut-entzündung (Colika mukosa) finden sich oft Schleimfetzen auf dem Stuhl.
Darmpolypen	Bei kleineren Polypen bis 1 cm Durchmesser: 1 Jahr **Teucrium Compositum Truw Nr. 11**, 3 x 1 Tabl. im Munde zergehen lassen.	Verraten sich meist durch Blu-tungsneigung. Sie befinden sich überwiegend im Mastdarm und der S-förmigen Schlinge vor dem Mastdarm. Große Polypen kön-nen entarten und sollten chirur-gisch entfernt werden!
Würmer	**Biochemie DHU, Natrium phosphoricum D 3**, 3 x 2 Tabl. regulieren das Darmmilieu und die Würmer verlassen mit dem Stuhl massenhaft den Darm (keine Nebenwirkungen).	Sind oft Folge eines gestörten Säure-Basen-Gleichgewichtes im Darm.
Darmpilze	**Bärlauch-Frischblatt-Granulat**, 3 Tage morgens nüchtern 1 Eßl., ab 4. Tag abends vor dem Schlafen 1 gestrichenen Teel. voll. Die allgemein übliche, gegen Darmpilze gerichtete Therapie vernichtet nicht nur die krankma-chenden Pilze, sondern die ge-samte Pilzwelt. Dann fehlen die Pilzstämme wie z. B "Aktinomyces", die B-Vitamine, vor allem das "Verjüngungs-vitamin" B 12 produzieren. Dies hat wieder Auswirkungen auf die Darmbakterien, und die krankhaf-ten hiervon bekommen die Über-hand. Gegen das Süßigkeitsverlangen und gegen Allergie: **Infikausal**, 3 x 20 Tropfen.	Meist Darmverpilzung vom Typ "Candida albicans". Die krankhaf-te Vermehrung der Darmpilze ist überwiegend Folge der Zivilisati-onskost (besonders Darmüber-säuerung mit Darmgärung durch Süßigkeiten). Auch Immun-schwächen begünstigen eine Überwucherung des Darmes mit Pilzen. Die hierbei gebildeten Pilzgifte schwächen das Immun-system erneut, überlasten die Entgiftungsorgane und sind ein erheblicher Faktor für Allergien (Hautleiden, Heuschnupfen, Migräne, bronchiales Asthma, Dickdarmentzündung, Magen-schleimhautentzündung, chroni-sche Müdigkeit).

Organ Krankheit Beschwerden	Naturheilmittel	Besonderes
Wandausstülpungen des Darmes	Gegen die Gewebsschwäche: **Anabol-Loges**, 3 x 2 Kapseln. Zur Anregung von Magen und Darm, Drüsentätigkeit und Entschlackung: **Schwedentrunk der Echte anthranoidfrei**, 2-3 x tägl. 1 Tee- bis Kaffeelöffel voll.	Ursache ist eine Gewebsschwäche nach jahrzehntelanger, vitalstoffarmer Ernährung. Darmträgheit und Verstopfung begünstigen die sog. Divertikel oder Wandausstülpungen des Darmes.
Dickdarmkrebs	Siehe unter Krebs	Über die Hälfte aller Darmkrebse befinden sich im Mastdarm. Dünndarmkrebse sind selten. Nur 5 % aller bösartigen Geschwulstbildungen des Darmes befallen den Dünndarm.
Hämorrhoiden	siehe unter Gefäßerkrankungen "Hämorrhoiden"	Hämorrhoiden sind Krampfadern des Mastdarmes bzw. des Afters.
11. Leber und Galle	*Allgemeines:* Über- und Fehlernährung, mangelnde Bewegung sowie Gifte (Umweltgifte, Arzneimittel, Alkohol, Nikotin und andere) überfordern die Engiftungskraft der Leber. Leberstörungen sind labormäßig oft nicht faßbar, weil die gesunden Leberzellen für die mangelhafte Funktion der geschwächten oder kranken Leberzellen einspringen und durch erhöhte Funktion die Arbeit der kranken Leberzellen übernehmen. Durch diese dauernde Mehrarbeit erschöpfen sich die gesunden Leberzellen und lassen in ihrer Tätigkeit allmählich ebenfalls nach. Bei entzündlichen Leberleiden oder stärkeren Leberstauungen können zuviel Gallensäuren in das Blut gelangen und Hautjucken sowie Gelenkschmerzen verursachen. Eine Gelbfärbung des Kranken kann hierbei fehlen. Gestörte Funktionen von Bauchspeicheldrüse und Darm erzeugen meist zuviel Darmgifte. Diese müssen in der Leber abgebaut werden. Die hierdurch bedingte Überforderung schwächt und schädigt die Leber. Bei 1/3 aller Leberleiden ist die Milz beteiligt. Gallenblasenleiden sind meist mit Leberstörungen kombiniert. Aggressivität, Zorn und Neid schwächen die Leberfunktion. Großzügigkeit, Ehrfurcht und die Farbe Grün stärken die Leber. Schlechteres Sehen ist oft ein Fernsymptom von nicht erkannten Leberleiden. Die Leber entfaltet ihre größte Entgiftungsaktivität nachts zwischen 1 und 3 Uhr sowie im Frühling. Bricht eine andere Erkrankung (z. B. ein Magengeschwür) im Frühling aus, sollte die Leber mitbehandelt werden.	

Organ Krankheit Beschwerden	Naturheilmittel	Besonderes
Gallefluß und/oder Galleproduktion in der Leber vermindert	**Löwenzahn-Tropfen Presselin Nr. 309,** 3 x 20-40, **Löwe Komplex Nr. 1,** 3 x 20 Tropfen. Bei Blähungen und Gasbildungen: **Hausmann´s Komplex 81** oder **Infi-tract N Tropfen** 3 x 20.	Unverträglichkeit von (besonders erhitzten) Fetten stehen im Vordergrund. Typisch sind auch Völlegefühl, Oberbauchspannung und Mittagsmüdigkeit nach dem Essen.
Gallenblasenentzündung, Gallengangsentzündung	**Löwe Komplex Nr. 1,** 3 x 20 Tropfen, im akuten Stadium stündlich 10 Tropfen.	Vorwiegend Frauen, oft mittags starker Leistungsknick wegen gallebedingtem Kreislaufabfall (mittags zwischen 13 und 15 Uhr fließt die meiste Galle in den Dünndarm).
Gallensteine	Therapie wie oben nach der Symptomatik. Ursache ist meist eine langanhaltende Gallenstauung. Bei Schmerzen ein mit kaltem Wasser getränktes Baumwoll- oder Leinenhandtuch auf den Bauch legen und mit warmen Wolltuch abdecken. Halbstündlich auswringen und mit neuem, kaltem Wasser tränken.	Gallensteine können die Ursache aber auch die Folgen von Gallenblasenentzündung sein. Beide ziehen nicht selten eine Bauchspeicheldrüsenentzündung nach sich. Das Gallensteinleiden bevorzugt Frauen. Die meisten von ihnen sind übergewichtig.
Eingeklemmter Gallenstein	Die starken Kolik-Schmerzen sowie mögliche Komplikationen (Vereiterungen, Gallenblasenriß, Bauchfellentzündung) erfordern oft Hilfe durch klinische, erfahrene Behandler. Gelangt durch den Steinverschluß keine Galle in den Darm, kann dieser Vitamin K nicht aufnehmen. Fehlt jedoch Vitamin K, können sich stärkere Blutungen entwickeln.	Kleinere Gallensteine können die Gallenblase verlassen und den ableitenden Gallengang verschließen. Dabei treten ungewöhnlich starke Schmerzen (Koliken) im rechten Oberbauch auf. Sie strahlen in die rechte Schulter bzw. in den rechten Arm aus. Später färbt sich die Haut sowie die weiße Lederhaut des Auges gelb.
Leberfunktionsstörungen, Leberzellschäden, Fettleber,	**Hepa-Loges Drg.** 3 x 3, 3 x 2, **Löwenzahn-Tropfen Presselin Nr. 309,** 3 x 30-40 Tropfen. Morgens nach dem Frühstück für die Milz 3 Kapseln **Aktivierter Bockshornklee.**	Ursachenvermeidung, Ursachenbehandlung! Mögl. Ursachen: Alkoholmißbrauch, chron. Galleleiden, Darmstörungen, Störungen von Bauchspeicheldrüse und Milz, Gifte.

Organ Krankheit Beschwerden	Naturheilmittel	Besonderes
Leberschrumpfung	Zur Verbesserung des Leber-stoffwechsels: **Sanddorn B 12 Kapseln,** täglich 3-6. Gegen chronische Gallenleiden: **Infi-Chelidonium Tropfen,** 3 x 20.	
12. Milz	Grundmittel: **Aktivierter Bockshornklee,** nach dem Frühstück 3 Kapseln. **Hausmann´s Komplex 87,** 3 x 15-20 Tropfen. Bei Bindegewebsschwäche zusätzlich: **Anabol-Loges** 3 x 2 Kapseln. Bei Neigung zu Wassersucht: **Löwe-Komplex Nr. 13,** 3 x 20 Tropfen. Bei rheumatischen Gelenkleiden: **Infi-Ononis Tropfen**, 3 x 20 oder **Rheuma-Loges**, 3 x 20 Tropfen. Bei venöser Blutstauung: **Löwe-Komplex Nr. 12 N,** 3 x 20 Tropfen. Bitteres und die Farbe Gelb erhöhen die Milzkraft.	Ein vernachlässigtes Organ. Von der Medizin der Asiaten nicht geringer bewertet als andere Organe. Bindegewebs-schwäche, Flüssigkeits-ansammlung, Venenleiden, Gelenkleiden und Magen-störungen werden durch eine mangelhafte Milzfunktion erheblich gefördert. Die Milz speichert Blut und entfernt überalterte Blutkörperchen. Als "größte Lymphdrüse" sorgt sie für Abwehrfunktionen und produziert Lymphozyten und Antikörper. Unzufriedenheit und Sorgen schwächen die Milz. Die Milz entfaltet vormittags zwischen 9 bis 11 Uhr und im Spätsommer ihre höchste Aktivität. Süßes schwächt die Milz.
13. Bauchspeichel-drüse	*Allgemeines:* Die Bauchspeicheldrüse erfüllt zwei wichtige Funktionen nebeneinander: 1. Innerhalb von 24 Stunden produziert sie 1-1 ½ Liter Bauchspeichel. In diesem Bauchspeichel sind eiweiß-, kohlenhydrat- und fettverdauende Fermente enthalten. Diese Fermente spalten die Nahrung für die Aufnahme durch den Darm weiter auf. 2. Durch Bildung des Hormons Insulin wird der Zuckergehalt des Blutes gesteuert. Ein Mangel von Insulin erzeugt die Zuckerkrankheit (Diabetes mellitus). Mit einem zweiten Hormon, dem Glukagon, kann sie den in der Leber gespeicherten Zucker (Glykogen) in das Blut schleusen und für schnellen Energienachschub sorgen. Gallenwegs-Erkrankungen können eine Entzündung der Bauchspeicheldrüse auslösen. Aber auch Alkoholismus und Allergie sind häufige Ursachen. Die verminderte Abgabe von	

Organ Krankheit Beschwerden	Naturheilmittel	Besonderes
	Bauchspeichel in den Darm ist ein verbreitetes Wohlstandsleiden. Die Bauchspeicheldrüse hat ihre höchste Funktionskraft vormittags zwischen 9 bis 11 Uhr und im Spätsommer. Egoismus schwächt die Bauchspeicheldrüse. Die Farbe Gelb stärkt die Funktion der Bauchspeicheldrüse.	
Verminderte Fermentabgabe der Bauchspeicheldrüse	Mäßigung, Fastentage, weniger essen. **Infi-tract N**, 3 x 20 Tropfen oder **Hausmann´s Komplex 81**, 3 x 20 Tropfen. Grundsätzlich bei Störungen der Bauchspeicheldrüse tägl. 1 Drg. **Zinkit 10.**	Hierbei bilden sich vermehrte Darmgase und häufig Blähungen bzw. "viel Luft im Bauch". Milch und Süßes wird oft schlecht vertragen. Zuviel tierische Eiweiße und üppige Mahlzeiten überlasten die Bauchspeicheldrüse. Ein Zinkmangel stört die Enzym- und Insulinproduktion in der Bauchspeicheldrüse.
Akute Bauchspeicheldrüsenentzündung	**Schnellste Behandlung in einem Krankenhaus!**	Schweres, lebensbedrohliches Krankheitsbild mit der Gefahr des Kreislaufversagens. Oft durch bakterielle Galleerkrankungen oder seltener durch Mumps-Virus ausgelöst. Auch isolierte Entzündungen der Bauchspeicheldrüse kommen vor. Linksschmerz und Abwehrspannung im Oberbauch.
Chronische Bauchspeicheldrüsenentzündung bzw. Bauchpeicheldrüsenüberreizung	Wie bei "verminderter Fermentabgabe der Bauchspeicheldrüse" verfahren. Evtl. Gallenwege behandeln. Darmsanierung: Siehe 10. Darm, "Krankhafte Darmflora".	Vollwertige, mäßige Ernährung: "Der beste Arzt ist jederzeit, des Menschen eigene Mäßigkeit".
Bauchspeicheldrüsenkrebs	Bauchspeicheldrüsen-Krebse sind nur im Anfangsstadium operativ behandelbar. Deshalb ist eine frühe Diagnose oft lebensrettend. Siehe auch Kapitel "Krebs".	Seltener Krebs, meist bei älteren Männern. Durch geschwulstbedingten Ausfall der Drüse mangelhafte Fermentabgabe. Dadurch wird die Nahrung ungenügend aufgenommen und schlecht verwertet. Die hierdurch auftretende Abmagerung kombiniert sich mit der

Organ Krankheit Beschwerden	Naturheilmittel	Besonderes
		"Krebsauszehrung". Nicht selten ist eine ungeklärte Thrombose oder eine plötzliche Gelbsucht für den Kranken das erste Zeichen eines schon fortgeschrittenen Bauchspeichel-drüsen-Krebses.
Bauchspeichel-drüsensteine	Behandlung wie unter "Gallensteine"	Oft Begleiterscheinung oder Folge chronischer Bauchspei-cheldrüsenentzündung. Kolikartiger Oberbauchschmerz. Ist der Stein im Vorderteil der Drüse (im sog. Kopfbereich) verklemmt, dann sitzen die Schmerzen rechts, ist er im hinteren Teil (Schwanzbereich) lokalisiert, dann treten Schmerzen im linken Oberbauch auf.
Zuckerkrankheit (Erwachsenen- oder Alterszucker)	Süßigkeitenverbot! Starke Redu-zierung tierischer Eiweiße. Eine rege Muskeltätigkeit baut Zucker ab. Durch Gewichtsreduzierung wird weniger Insulin benötigt, d.h. das noch gebildete Insulin (Hormon welches Zucker abbaut) kann optimaler wirken. **Aktivierter Bockshornklee** morgens 3-6 Kapseln <u>und</u> im-mer die Durchblutung verbes-sern, siehe 7. Gefäße unter "Arteriosklerose". Zur Nierenanregung: **Infi-Orthosiphonis Tropfen** 3 x 20. Bei erhöhtem Zuckerspiegel **Magnerot CLASSIC Tabl.,** 1. Woche 3 x 2, ab 2. Woche täglich 2-3 oder **Vigodana Kap-seln** (regen zusätzlich den Stoff-wechsel und die Entgiftungsfunk-	Übergewicht, Fehlernährung und Bewegungsmangel wirken stark begünstigend (Rückgang in Kriegs- und Notzeiten). Es ist wichtig, das Gefäßsystem zu unterstützen. Bei Leber-schäden kann die Speicher- und Pufferwirkung der Leber für den "Leberzucker" (Glykogen) ausfallen. Der nicht gespeicherte "Leberzucker" befindet sich im Blut und der Zuckerspiegel kann ansteigen. Leberbehand-lung ! Wenn durch zu hohen Blutzucker der Körper übersäuert wird, können die Nieren die vermehrten Säuren ausscheiden helfen: Nierenfunktionen anre-gen. Auch die Lunge entsäuert den Körper durch Abatmung von Kohlendioxyd. Erhöhte Blutzuckerwerte führen

Organ Krankheit Beschwerden	Naturheilmittel	Besonderes
	tion der Leber an, 1. Woche morgens und mittags 1, ab 2. Woche 1 Kapsel morgens. Zur Stabilisierung des Zinkspiegels: **Zinkit 10** Drg. morgens 1.	zu Magnesiumverlusten. Ausgleich durch Zuführung. Die Bauchspeicheldrüse ist reich an Zink.
Zuckerkrankheit (Kinder und Jugendliche)	Meist sind **Insulin-Injektionen** nach ärztlicher Verordnung notwendig. Eine zusätzliche Therapie wie bei der vorstehenden Zuckerkrankheit Erwachsener ist hilfreich und verbessert das Gesamtbefinden.	Die Bauchspeicheldrüse versagt und produziert kein oder nur ganz geringe Mengen von zuckerabbauendem Insulin.
Erhöhung der Blutfette	Grundleiden behandeln! **Lipifug-Granulat** tgl. 1-2 Beutel, **Aktivierter Bockshornklee**, morgens 3 Kapseln und **Bärlauch-Frischblatt-Granulat**, vor dem Schlafen 3 Kapseln oder 1 gestrichenen Teel. voll.	Sind oft mit Störungen der Bauchspeicheldrüse vergesellschaftet. Häufig auch Unterfunktion der Schilddrüse und/oder Magnesiummangel.
14. Nieren und Blase	***Allgemeines:*** Nierenleiden sind häufig hartnäckig. Das mag daran liegen, daß Milz, Herz, Unterleibsorgane und der Darm nicht in die Therapie einbezogen werden. Seelischer Kummer schwächt die Nieren ("das geht an die Nieren"). Herz und Niere stehen in Wechselbeziehung ("auf Herz und Nieren prüfen"). Streß bekommt den Nieren überhaupt nicht. Viele chemische Medikamente können die Nieren schädigen. Die Nieren entfalten ihre größte Aktivität zwischen 17 und 19 Uhr und dann die ganze Nacht (darum ist der Morgenurin dunkler und schärfer) sowie im Winter. Bei allen Erkrankungen, die im Winter ausbrechen, muß meist die Nierenfunktion gestärkt werden. Schweißtreibende körperliche Tätigkeit erhöht den Durst. Dieser gibt die Impulse für die nötige Flüssigkeitsaufnahme. Bei langanhaltenden Nierenerkrankungen sollte nach "Körperherden" gesucht werden (siehe Abschnitt 8. "Verborgene Krankheitsursachen"). Heiterkeit und die Farbe Schwarz erhöht die Nierenenergie.	
Zu geringe Nierenfunktion	Zu geringe Nierenleistung: **Löwe Komplex Nr. 7**, 3 x 20 Tropfen. Rheumatische bzw. arthrotische Gelenkleiden durch verminderte Nierenfunktion: **Rheuma-Loges Tropfen** 3 x 20,	Der Kranke spürt dies oft nicht und hat "Allgemeinbeschwerden" wie z. B. Müdigkeit, Leistungsknick, Kopfschmerzen, Gelenkleiden und andere. Die Nieren sind oft nach klinischen

Organ Krankheit Beschwerden	Naturheilmittel	Besonderes
	wässrige Schwellungen: **Löwe Komplex Nr. 13**, 3 x 20 Tropfen.	Gesichtspunkten gesund. Im Harn können krankhafte Bestandteile fehlen. Auch eine nur geringfügig reduzierte Nierenleistung führt nach langer Dauer zu Körperverschlackungen. Hier dominieren besonders "rheumatische" Gelenkleiden.
Nierenentzündung, Nierenbeckenentzündung, Blasenentzündung	Zur Durchspülung bei bakteriellen und nichtbakteriellen entzündlichen Harnwegserkrankungen: **Nephro-Loges** 3 x 1 Teel. Bei Nierenentzündung: **Löwe Komplex Nr. 7,** 3 x 20 Tropfen. Bei Bakterien im Harn zusätzlich: **Mandelamine 1000**, 4 x 1 Drg. nach den Mahlzeiten.	Häufig! Bei bakteriellen Harnwegsinfekten unterhalten nicht selten Darmstörungen bzw. eine bakterielle Fehlbesiedlung des Darmes und Unterleibserkrankungen die Harnwegsinfekte. Ablaufbehinderungen in den Harnwegen, Unterkühlung und mangelnde Flüssigkeitsaufnahme wirken begünstigend. Bei Nierenentzündung unbedingt mögliche Körperherde beachten (Mandeln, Zähne, Neben- und Stirnhöhlen, Bronchien, Unterleib und andere).
Nachlassende Nierenfunktion	Das Grundleiden behandeln wie z. B. Gefäßverengung in den Nieren durch Arteriosklerose oder chronische Entzündungen der Nieren. Blutdruckerhöhung möglichst durch Gewichtsabnahme, Alkoholabstinenz, Fasten- und Trinkkuren normalisieren. Vollwertige Ernährung. Ist die Herzleistung gut, viel Flüssigkeit. Nachlassende Nierenfunktion mit erhöhtem Blutdruck und vermehrter Wassereinlagerung und/oder Übergewicht: **Löwe Komplex Nr. 3 Löwe Komplex Nr. 12 Löwe Komplex Nr. 13**. 3 x täglich aus jeder Flasche 20	Es werden zu wenig Schlacken und Stoffwechselgifte ausgeschieden. Diese sammeln sich im Körper an und können eine Reihe Beschwerden verursachen (z. B. Müdigkeit, Blutarmut, Herzstörungen, Kopfschmerzen u.a.). Oft ist der Blutdruck erhöht.

Organ Krankheit Beschwerden	Naturheilmittel	Besonderes
	Tropfen (also 3 x 60 Tropfen). Bei Normal- oder Untergewicht, keiner Wasseransammlung oder Blutdruckerhöhung: **Löwe Komplex Nr. 2** sowie **Löwe Komplex Nr. 7** **Löwe Komplex Nr. 4** 3 x täglich aus jeder Flasche 15-20 Tropfen (also 3 x 45-60 Tropfen).	
Nierensteine, Blasensteine	**Löwe-Komplex Nr. 7,** 3 x 15-20 Tropfen, in akuten Fällen stündlich 10 Tropfen. Viel trinken.	Verschiedene Formen und Zusammensetzungen: **Phosphat-** und **Karbonatsteine** haben eine grauweiße bröckelige Oberfläche. **Oxalatsteine** sind schwarzbraun, grobkristallisch und fest. **Uratsteine** besitzen eine gelb- bis braunrote Oberfläche, sind glatt bis leicht gekörnt und fest. **Cystinsteine** sind wie Wachs, rund und weich. **Xanthinsteine** haben eine rötlich-braune Farbe, eine runde und glatte Oberfläche und lamellenartige Schichtung und sind hart. Entzündliche Harnwegserkrankungen, mangelnde Schutzstoffe durch Fehlernährung und erbliche Veranlagungen begünstigen Steinbildungen in den Harnwegen.
Reizblase	Gegen eine echte Reizblase: **Hausmann´s Komplex 9**, 3 x 20 Tropfen. Gegen Senkungsbeschwerden: **Sepia Similiaplex** 3 x 1-2 Tabl. im täglichen Wechsel mit **Aletris Similiaplex** 3 x 10-20 Tropfen. Gegen allgemeine Bindegewebsschwäche: **Anabol-Loges** 3 x 2	Sie trotzt oft der Behandlung, weil die wahre Ursache nicht behandelt wird. Häufig ist sie ein Symptom von Organsenkungen. Die "ausgeleierten", bindegewebsschwachen Haltevorrichtungen geben nach und die Gebährmutter "drückt" zum Beispiel auf die Blase und erzeugt die

Organ Krankheit Beschwerden	Naturheilmittel	Besonderes
	Kapseln. Bei Bindegewebs-schwäche unbedingt die Milz stärken: **Aktivierter Bocks-hornklee**, morgens 3 Kapseln und/oder **Hausmann´s Komplex 87**, 3 x 15-20 Tropfen.	unangenehmen Beschwerden einer "Reizblase".
Vorsteherdrüsen-leiden (Prostata-erkrankungen)	Bei entzündlichen Prostataleiden: **Löwe Komplex Nr. 5**, 3 x 20 Tropfen,. Bei Vergrößerung und/oder Entzündung der Vor-steherdrüse: **Presselin BN**, 3 x 20 Tropfen. Bei Vorsteherdrüsen-leiden ist die Zuführung von Vit-amin E, Magnesium und Zink wichtig: **Vigodana Kapseln** 1 bis 2 x täglich 1 (enthalten Vitamin E und Magnesium und steigern die Vitalität). Zur Zinkzuführung: **Zinkit 10**, täglich 1 Drg.	Unterkühlung, Fehlernährung, sex. Überreizungen und Nach-lassen der Hormonproduktion wirken begünstigend.
15. Unterleibslei-den	***Allgemeines:*** Psychische Störungen, widernatürliches Verhalten, Medikamentenmißbrauch (besonders hormonhaltige Präparate) disponieren zu Unterleibsleiden. In über einem viertel Jahrhundert Praxis konnte ich beobachten, daß eitle und/oder extrem modebe-wußte Menschen bevorzugt von Unterleibsleiden und Hormonstö-rungen befallen werden. Gleiches gilt für Personen mit "Kaufzwang". Unterleibsleiden sind meist mit psychisch-hormonellen Störungen kombiniert. Mäßigkeit entkrampft und baut Überspannungen ab. Fehlernährung und Genußmittelmißbrauch (Nikotin, Alkohol, Koffein, Süßigkeiten u.a.) sind ein überaus begünstigender Faktor. Regel-mäßige körperliche Aktivität, "Ordnung im Leben", Rhythmus im Tagesablauf stärkt Psyche, Hormonbalance und die Widerstands-kraft der Unterleibsorgane.	
Gutartige Muskelge-schwülste der Ge-bärmutter (Myome)	Viel Obst und Gemüse und wenig Fleisch bzw. Wurst. Fleisch ent-hält oft Wachstumshormone und diese können die Ausdehnung der Geschwülste begünstigen. Obst und Gemüse enthalten viel Vitamin C, dieses fördert die Immunabwehr und die Entgiftung.	Wenn die gutartigen Gebärmut-tergeschwülste, die sog. Myome, nicht zu groß sind, kann eine nicht operative Therapie versucht werden. Positive Heilergebnisse zeigen sich frühestens nach einem Jahr. Evtl. frauenärztliche Kontrolluntersuchungen. Die

Organ Krankheit Beschwerden	Naturheilmittel	Besonderes
	Myomtropfen Wecoton, 3 x 20, zusätzlich **Kongo** Tabl., 2-3 x 1 Tabl., bei Myomblutungen **Hausmann´s Komplex 45,** akut: stündlich 10 Tropfen, vorbeugend 3 x 15, Blutarmut durch Unterleibsblutungen: **Ferro-Folgamma Kapseln** 3 x 1-2 Kapseln.	chirurgische Entfernung der Gebärmutter führt meist zum Selbstwerteinbruch. Über die Hälfte der Operierten reagieren mit depressiven oder anderen Stimmungseinbrüchen. Bei den nicht seltenen Muskelgeschwülsten der Gebärmutter bestehen bei den Befallenen oft Ehe-, Partnerschafts- oder Sexualstörungen. Vor der Behandlung muß ein Facharzt abklären, ob die Gebärmuttergeschwulst gut- oder bösartig ist.
Wechseljahrsbeschwerden, Störungen durch einen Mangel an Eierstocks-Hormonen Krankhafte Monatsblutungen	**Löwe Komplex Nr. 14**, 3 x 20 Tropfen, regt die körpereigene Östrogen- bzw. Hormonbildung der Eierstöcke an. Eine krankhaft starke Monatsblutung oder verfrühtes Einsetzen der Regel beruht oft auf mangelhafter Bildung von Gelbkörper-Hormonen. Auch mangelhafte Milchabgabe der Wöchnerinnen ist oft auf diese Ursache zurückzuführen: **Agnolyt Tropfen**, morgens nüchtern 40 Tropfen. Psychisch vegetative Fehlsteuerung von Nerven und Schilddrüse: **Dysto-Loges**, 3 x 10 Tropfen oder 3 x 1 Tabl. und **Thyreo-Loges,** 2 x 5-10 Tropfen oder 2 x ½ - 1 Tabl. Beschwerden durch Vitamin B 6-Mangel: **Pyragamma 40** Tabl. 1-3 x tägl. 1-2 Tabl. Vitamin B 2-Mangel: **Werdo 10 Riboflavin-Tabl. 10 mg**, 1-3 x tägl. 1 Tabl.	Störungen der Psyche und der Schilddrüse wirken stark begünstigend. Längere Einnahme von "Anti-Baby-Pillen", Östrogenen, Schmerz-, Schlaf- und Beruhigungsmitteln sowie Alkoholmißbrauch verursachen einen Mehrbedarf an Vitamin B 6 und B 2. Vitamin B 6 Gaben sind erfolgreich bei Behandlung von Beschwerden kurz vor der Regel (Kopfschmerzen, Brustschmerzen, Völlegefühl, Depressionen).

Organ Krankheit Beschwerden	Naturheilmittel	Besonderes
Mangelndes Sexual-verlangen von Mann und Frau	Vitamin E zuführen (Fruchtbar-keits-Vitamin): **Vigodana** Kap-seln 2 x tgl. 1. **Bärlauch-Frischblatt-Granulat**, vor dem Schlafen 1 gestrichenen Teel. und **Aktivierter Bocks-hornklee** nach dem Frühstück 3 Kapseln.	Vielfältige Ursachen wie Streß, Überforderung aber auch Or-ganstörungen können vorliegen. Oft auch Symptom einer Krise in der Partnerschaft.
Eierstockcysten	**Abrotanum** $\oslash$ **(DHU)** und **Jodum D 10 (DHU)**, 3 x tägl. von jedem Mittel 10 Tropfen mehrere Wochen bis Monate (meist erfolgreich).	Mit Wasser gefüllte Hohlräume. Sie sind häufig Folge erlittener entzündlicher Verklebungen.
16. Beschwerden der weiblichen Brust	***Allgemeines:*** Die meisten Frauen stellen Veränderungen ihrer Brust selber fest. Ein erfahrener Untersucher sollte einen abgrenzenden Befund erheben. Frauen mit Cystenbildung der Brust (Flüssigkeitsgefüllte Hohlräume werden oft als harte Stellen getastet) dürfen keine künstlichen Östrogene zugeführt bekommen. Unter dem Einfluß von Fremd-Östrogenen besteht die Gefahr, daß aus der gutartigen Cyste eine bösartige Brustkrebs-Erkrankung hervorgeht.	
Cystenbildung in der Brust von Frauen	Unbedingt Vitamin E und Ma-gnesium zuführen: **Vigodana** 1-2 Kapseln tägl. Im akuten Zustand (oft auch entzündliches Gesche-hen): **Wobenzym Drg.** hoch dosieren, 4 x 8, bei Besserung 3 x 5, bei Cysten und Verhärtung der weiblichen Brust später lang-fristig: **Hausmann´s Komplex 43** und **Hausmann´s Komplex 21**, 3 x täglich von jedem Mittel 10 Tropfen.	
Schmerzen der weiblichen Brust	Oft durch zu geringe Abgabe von Gelbkörper-Hormonen: **Agnolyt** Tropfen, morgens 40. Bei Schmerzen in der Brust kurz vor der Regel: **Mastodynon Trop-fen** , 3 x 20, evtl. zusätzlich **Py-ragamma 40 Tabl.** 1-3 x tägl.	

Organ Krankheit Beschwerden	Naturheilmittel	Besonderes
	1-2 Tabl. (siehe auch unter "Wechseljahresbeschwerden").	
<u>17. Psyche,</u> "Nerven", Überfunktion der Schilddrüse	*Allgemeines:* Die Störungen entstehen meist auf dem Boden von Fehlverhalten wie z. B. schlechte Zeiteinteilung, ungenügende Planung und Ordnung. Zuviel in zu kurzer Zeit zu erledigen, erzeugt Hektik und innere Spannungen. Ein überhöhter Reizmittelmißbrauch peitscht den Körper an und verhindert die notwendige Regeneration. Wer mehr materielle Gegenstände besitzt, als er zum Leben benötigt, muß übermäßig viel Zeit für Pflege und Verwaltung dieser Dinge investieren. Der Besitz besitzt dann den Besitzer. Ruhe, Muße und Erholung werden durch den übermäßigen Dienst an dieser Materie eingeschränkt. Das innere seelische Empfinden spürt das widernatürliche Verhalten. Daraus entwickelt sich häufig "ein schlechtes Gewissen". Letzteres überreizt das vegetative Nervensystem. Es kommt zu Fehlreaktionen. Diese erzeugen zunächst funktionelle, später organische Veränderungen am Ort des geringsten Widerstandes. Ruhepausen sind Balsam für die Nerven. Aufenthalt und viel Bewegung in freier Natur vermehrt die Körperenergie. Die Farbe blau stärkt die Nerven. Klarheit im Denken und Handeln schafft Seelenfrieden und innere Ruhe.	
Nervös-hormonelle Fehlregulation	Bei Erregungszuständen, auch bei nervös bedingten Organstörungen wie z. B. Magenschmerzen, Kreislaufstörungen, Kopfschmerzen und anderen: **Dysto-Loges,** 3 x täglich 10 Tropfen oder 1 Tabl. (Das Präparat erzeugt keine Tagesmüdigkeit). Bei Calcium-, Magnesium- und Eisenmangel: **Spirillon Drg.** 1-3 mal täglich. 3-5 Drg. Bei Zinkmangel: **Zinkit 10,** tägl. 1 Drg.	Schilddrüsenfunktion beachten! Siehe Spalte "Überfunktion der Schilddrüse". Nicht selten besteht auch ein Mineralmangel, besonders Calcium, Magnesium, Zink und Eisen.
Innere Unruhe	**Dysto-Loges**, 3 x tägl. 10 Tropfen oder 3 x 1 Tabl.	Schilddrüsenfunktion beachten! Siehe Spalte "Überfunktion der Schilddrüse".
Häufige Stimmungsschwankungen	**Löwe Komplex Nr. 4**, 3 x 20 Tropfen oder **Infi-Avena Tropfen**, 3 x 20.	"Himmelhoch jauchzend, zu Tode betrübt".

Organ Krankheit Beschwerden	Naturheilmittel	Besonderes
Psychische Erschöpfungszustände	**Infi-Avena Tropfen,** 3 x 20	Oft nach längeren seelischen oder/und körperlichen Überlastungen.
Depressive Verstimmungen	**Johanniskrauttropfen Presselin Nr. 306,** 3 x 20-30 Tropfen. Unbedingt Vitamin E und Magnesium zuführen: **Vigodana,** 1-2 x tägl. 1 Kapsel. (Das Mittel wirkt tiefgreifend, erhöht die körperliche und geistige Leistungsfähigkeit, steigert die Durchblutung, regt Herz und Kreislauf an, wirkt gegen frühzeitige Ermüdung und hellt die Stimmung auf).	Vorsicht! Vorübergehende Höhen und Tiefen des Lebens sind normal. Längerdauernde Depressionen sollten behandelt werden. Es können auch organische Ursachen wie z. B. Leberleiden, Arteriosklerose, Schilddrüsenunterfunktionen u. a. dahinterstecken. Hier müssen die kranken Organe zusätzlich behandelt werden.
Eingebildete Krankheit (Hypochondrie)	Hilfreich ist eine geregelte Tätigkeit. Der Kranke muß von seinem Körper abgelenkt werden. Die "Information" über das vermeintliche Leiden aus medizinischen Büchern oder Zeitschriften steigert oft die Beschwerden. Der Betroffene ist hier unfähig zu sondieren und sucht sich nur "seine Symptome" heraus. Ebenso kann ein vorher nicht vorhandenes Symptom durch die übermäßige gedankliche Beschäftigung mit Krankheiten erzeugt werden. **Löwe Komplex Nr. 9,** 3 x 20 Tropfen und **Vigodana,** tägl. 1-2 Kapseln.	Dieses Leiden ist auch unter dem Namen "Hypochondrie" bekannt. Es ist schwer zu behandeln. Die Betroffenen leiden unter krankhafter Selbstbeobachtung, und sie steigern sich dabei in übertriebene Krankheitsbefürchtungen. Solch ein Verhalten erzeugt Spannungen, Verspannungen, Störungen der Hormonausschüttung und der Organfunktionen. Auch bei Verdacht auf eingebildete Krankheit sollte dennoch eine sorgfältige körperliche Untersuchung des Kranken vorgenommen werden.

Organ Krankheit Beschwerden	Naturheilmittel	Besonderes
Hysterie	Wie unter "Eingebildete Krank-heit" verfahren.	Der Kranke will mit demonstrativ-theatralischen Schilderungen etwas für sich erreichen (Auf-merksamkeit, Mitleid, Bewunde-rung, Rente, Kur o.a.).
Schlafstörungen	Durch "Nervosität" und nervliche Überspannung: **Löwe Komplex Nr. 9**, 2-3 x tägl. 20, unmittelbar vor dem Schlafen 40-50 Tropfen (bei Dosierung Körpergewicht beachten). Nicht einschlafen können wegen Kreislaufstörungen (meist niedriger Blutdruck). Unmittelbar vor dem Schlafen 10-15 Tropfen **Roth´s Rotacard** helfen meist prompt. Bei Durchschlafstörun-gen auch auf organische Ursa-chen bzw. Organfehlfunktionen achten.	Einschlafstörungen sind meist psychisch bzw. nervös bedingt. Coffeinhaltige Getränke, die im Übermaß oder nach 15 Uhr ge-trunken werden, verhindern oft das Einschlafen. Gelegentlich entstehen Einschlafstörungen durch Kreislaufschwäche. Bei Durchschlafstörungen achte man auf Fehlfunktion von Organen: 23-1 Uhr = Galle, 1-3 Uhr = Leber, 3-5 Uhr = Lunge, 5-7 Uhr = Dickdarm.
Überfunktion der Schilddrüse	Meist leichtere Fälle, jedoch schwierig zu diagnostizieren. Durch Beachtung der typischen Antlitzzeichen, in "Äußere Kenn-zeichen innerer Erkrankungen" beschrieben, wird die Schilddrü-senstörung meist schnell erkannt. Nervensystem und Schilddrüse müssen zusammen behandelt werden: Nervensystem: **Dysto-Loges,** 3 x 10 Tropfen bzw. 3 x 1 Tabl. + tägl. **1 Zinkit 10 Drg.,** Schilddrüse: **Thyreo-Loges,** 2 x 5-10 Tropfen oder 2 x tägl. ½ - 1 Tabl. Unbedingt Vitamin A geben: **Carotakürbis Kautabletten ,** täglich 2 oder **Lebertran,** tägl. 1 Eßl. mittags.	Eine Überfunktion der Schilddrü-se kann verschiedene nervöse Störungen auslösen wie Herz-klopfen, zu schneller Pulsschlag, schnelle Ermüdbarkeit, Zittern, allgemeine Nervosität. Umgekehrt kann Nervosität, besonders Streß und Hektik die Schilddrüse "zum Überkochen" bringen". Sie schüttet dann zuviel Schilddrüsenhormon aus.

Organ Krankheit Beschwerden	Naturheilmittel	Besonderes
Kropfbildung	Wenn große Kröpfe massive Komplikationen auslösen wie z. B. Herzüberlastung, Einengung von Speise- und Luftröhre, muß evtl. operiert werden. Kleinere Kröpfe bei normaler Schilddrüsenfunktion: **Spongiosal N Tabl. ,** 2 x täglich 1-2 Tabl., **Spongiosal N Salbe** morgens und abends 2 cm Salbenstrang in den Kropfbereich einreiben und **Hausmann´s Komplex 43**, 3 x 15 Tropfen.	Eine Überfunktion der Schilddrüse verursacht meist eine Schilddrüsenschwellung oder eine Kropfbildung. Schilddrüsentumore, sog. "heiße Knoten" können durch Hormonabgabe nervöse Störungen erzeugen. "Kalte Knoten" produzieren kein Hormon. Auch bei normaler oder verringerter Schilddrüsenfunktion kann ein großer Kropf bestehen.
Nervenentzündung	**Milgamma 100 Drg.**, 3 x 1. Wenn bei chronischen Nervenschmerzen, Mißempfindungen oder Nervenausfällen von Zukkerkranken Milgamma 100 Drag. nicht mehr helfen: **Thiogamma 300 oral**, 1 -2 x tägl. 1 Kapsel.	Mögliche Ursachen: Zuckerkrankheit, Alkoholmißbrauch, Gicht, Blutarmut, Nervenreizungen durch Wirbelsäulen- und Bandscheibenschäden, Gürtelrose, Gesichtslähmung, Vergiftungen, Vitaminmangel, Rheuma u.a. Oft bestehen im Ausbreitungsbereich des erkrankten Nerven Mißempfindungen wie Taubheitsgefühl, Pelzigsein, Gefühl des Ameisenlaufens.
<u>18. Haut</u>	*Allgemeines:* Hautleiden sind meist Folge verborgener innerer Organstörungen. Fast immer zeigen das Antlitz und die Zunge frühzeitig die diesbezüglichen Organschwachstellen. Wird die innere Ursache jedoch nicht gefunden und therapiert, bleibt eine äußerliche Symptombehandlung der Haut meist wirkungslos. Disponierend wirken Süßigkeitenverzehr, Fehlernährung und Genußmittelmißbrauch. Hautkranke sind meist übersensibel. Alle allergischen oder teilallergischen Hautkrankheiten sind ohne konsequente Vermeidung von Süßigkeiten kaum heilbar. Da die Haut zum Bindegewebe gehört und das Bindegewebe von der Milz dirigiert wird, sollte unbedingt die Milzfunktion gestärkt werden (siehe auch Teil 12, Milz, dieser "Naturheilkundlichen Therapie").	

Organ Krankheit Beschwerden	Naturheilmittel	Besonderes
Ekzeme Neurodermitis	Grundtherapie: **Aktivierter Bockshornklee**, morgens 3-6 Kapseln. (entzündungs-hemmend, steigert die **körpereigene positive** Cortisonwir-kung und aktiviert die Milz.) **Bärlauch-Frischblatt-Granulat**, vor dem Schlafen 1 gestrichenen Teel. (Verbesserung des Blutes und der Zirkulation in den Gefä-ßen, daneben regeneriert es die Darmflora und vernichtet über-mäßige krankhafte Darmverpil-zung wirkungsvoll). Gegen die Allergie: **Infikausal**, 3 x 20 Tropfen (wirkt antialler-gisch und beseitigt die verhäng-nisvolle Zuckersucht). Vitamin A ist für die Haut hilf-reich: **Carotakürbis Kautablet-ten**, täglich 2. Zink wirkt günstig: **Zinkit 10 Drg.**, tägl. 1-2 (Verbessern die Vitamin-A-Verwertung und wirken zusammenziehend und entgiftend). Mineralien verbessern oft schnell das Krankheitsbild: **Calcium cum N Drg.**, 3-4 x tägl. 3-5 Drg. (enthalten Calcium, Eisen, Kup-fer, Kalium und Magnesium). Bei "rheumatischen" Hautleiden: **Rheuma-Loges**, 3 x 20 Tropfen. Bei akut entzündlichem Hautge-schehen: zusätzlich **Löwe-Komplex Nr. 5**, 3 x 20 Tropfen. Zur Bekämpfung akuter Phasen mit starkem Juckreiz: **Calcedon Brausetabletten**, täglich 2-4 in Wasser.	Behandlung ohne Süßigkei-tenentzug meist zwecklos. Fast immer ist eine Darmsanierung notwendig. Es sollte nach ver-borgenen Körperherden gefahn-det werden (siehe Teil 8. Verbor-gene Krankheitsursachen dieser "Naturheilkundlichen Therapie"). Nicht wenige Hautleiden sind auf eine "rheumatische" Verschlak-kung der Haut zurückzuführen. Gefäßerweiternde Stoffe wie Bohnenkaffee, Schwarztee, Al-kohol oder gefäßerweiternde Medikamente wirken fast immer verschlimmernd. Nahrungs-, Genuß- und ganz besonders chemische Mittel, die der Mensch aus der Evolution nicht kennt, wirken fast immer ausgespro-chen negativ.

Organ Krankheit Beschwerden	Naturheilmittel	Besonderes
Nesselsucht	Bei mangelndem Magensaft mit Verdauungsschwäche und verminderter Leberfunktion. **Ventri-Loges**, 3 x tägl., 10-15 Tropfen ca. 1/2-1/4 Std. vor dem Essen. Gegen die vegetativ-nervösen Störungen: **Dysto-Loges**, 3 x täglich 10 Tropfen oder 1 Tabl. Sonst Behandlung wie unter "Ekzeme und Neurodermitis" beschrieben.	Wassereinlagerung in oberflächliche oder tiefere Hautbezirke, wie nach Brennnesselkontakt. Fast ausschließlich innere Ursachen. Meist Magen-Darm Störungen (oft zuwenig Magensäure) und/oder Leber- und Bauchspeicheldrüsen-Fehlfunktion. Allergische Reaktionsweise bei Mitbeteiligung der Psyche. Unbedingt innere Ursachen finden und therapieren.
Finnenausschlag (Akne)	Gegen den Magensaftmangel **Ventri-Loges**, 3 x 10-15 Tropfen. Gegen psychisch-nervöse Störungen: **Löwe-Komplex Nr. 4**, 3 x 20 Tropfen. Gegen die Eiterungen und zur Umstimmung: **Hausmann´s Komplex 52**, 3 x 20 Tropfen, zur Narbenerweichung: **Hausmann´s Komplex 51**, 3 x 20 Tropfen. Sonst Therapie wie bei den vorstehend angegebenen Hautleiden.	Sehr hartnäckig. Eine biologische Therapie muß mind. 1 Jahr durchgehalten werden. Zuckerhaltiges meiden! Besonders psychisch-nervöse Faktoren fördern die Akne erheblich. Fast immer liegen Magen-Darm-Störungen vor. Häufig besteht Magensaftmangel.
Schuppenflechte (Psoriasis)	Ursachen behandeln. Herde ausschalten (s. Teil 8. Verborgene Krankheitsursachen): **Löwe-Komplex Nr. 5,** 3 x 20 Tropfen. Vitamin A ist wichtig: täglich 1 Eßl. **Lebertran** oder täglich 2-4 **Carotakürbis Kautabletten, Bärlauch-Frischblatt-Granulat** und **Aktivierter Bockshornklee** (Dosierung und Wirkung s. unter "Ekzem und Neurodermitis"). Zink fördert die Wundheilung, wirkt zusammenziehend und beruhigt das Nervensystem. Milz, Thymusdrüse und Lymphknoten sind bei Zinkmangel unterentwik-	Äußerst hartnäckiges Leiden. Ursachen sind fast immer Stoffwechselstörungen bzw. unerkannte innere Fehlfunktionen. Alkohol beschleunigt die Hautverhornung und ist unbedingt zu meiden. Darminfektionen, entartete Darmflora, Darmverpilzung, Würmer, Süßigkeiten, zuviel tierische Eiweiße, stark erhitzte Fette und unmäßiges Essen fördern die Schuppenflechte.

Organ Krankheit Beschwerden	Naturheilmittel	Besonderes
	kelt: **Zinkit 10 Drg. oder Brausetabletten**, tägl. 1-2. Sonst wie bei den bereits beschriebenen Hautleiden behandeln.	
Pilzerkrankungen der Haut	Gegen das Süßigkeitsverlangen und zur Abheilung der Hautherde: **Infikausal,** 3 x 20 Tropfen. Innerlich zur Vernichtung der krankhaften Darmpilze: **Bärlauch-Frischblatt-Granulat,** 3 Tage nüchtern 1 Eßl., ab 4. Tag vor dem Schlafen 1 gestrichenen Teel. (dieses Mittel, der Wildknoblauch, tötet nur die Pilze ab, die in den Darm nicht hingehören, positive Pilzstämme, die für den Körper z. B. wertvolle B-Vitamine erzeugen, läßt er unangetastet). Äußerlich: **Melaleuka Öl** oder **Mykundex mono Salbe** oder **Antimykoticum Stulln Lösung** oder **Benzoderm Lösung** 2 x tägl. auftragen.	Äußere Pilzerkrankungen sind oft mit inneren, krankhaften Darmverpilzungen kombiniert. Der Konsum von Süßigkeiten oder zuckerhaltigen Speisen und Getränken fördert in erheblichem Maße das Wachstum krankmachender Darmpilzstämme. Diese produzieren giftige Rückstände. Die von den Pilzen abgegebenen schädlichen Stoffe überlasten die Entgiftungsorgane und das Immunsystem. Über eine (oft allergische) Entzündung versucht der Körper die Gifte nach außen abzuleiten. Die allgemein übliche, gegen Darmpilze gerichtete Therapie vernichtet nicht nur die krankmachenden Pilze, sondern auch die gesundheitsfördernden. Dann fehlen die Pilzstämme, wie z. B. "Aktinomyces", die B-Vitamine, vor allem das "Verjüngungsvitamin" B 12 produzieren. Dies hat wieder Auswirkungen auf die Darmbakterien und die krankhaften bekommen die Überhand. Durch Pilze befallene Hautstellen sind meist stark juckend und scharf begrenzt.
Offene Beine "Beingeschwüre"	Siehe unter 7. Gefäße	

Organ Krankheit Beschwerden	Naturheilmittel	Besonderes
19. Blut	***Allgemeines:*** Rote Blutkörperchen und der Blutfarbstoff sind hauptsächlich für die Sauerstoffübertragung, weiße Blutkörperchen für den Infektionsschutz und Abwehrvorgänge, und Blutplättchen für die Blutgerinnung verantwortlich. Ein Mangel an roten Blutkörperchen kann verschiedene Ursachen haben: Z. B. starke oder chronische innere oder äußere Blutungen, Gifte, Infektionen, Röntgenstrahlen (Knochenmarksschädigung), bösartige Tumore (durch Abgabe von Tumorgiften und hohen Eisenverbrauch Störung der Blutbildung). Einige stark wirkende Medikamente wirken als Blutgifte. Sie können die Blutkörperchen zersetzen oder das blutbildende Knochenmark lähmen. Häufig sind allergische Faktoren beteiligt. Ein geschwächter Magen-Darm-Trakt nimmt oft zuwenig blutbildende Bestandteile (z. B. Eisen, B-Vitamine) auf. Eine kranke Milz kann zu viele Blutkörperchen abbauen. Es werden dann mehr Blutkörperchen entfernt, als vom Knochenmark neue ersetzt werden.	
Eisenmangelanämie	Grundmittel: **Ferro-Folgamma Kapseln**, 3 x täglich 1-2 Kapseln. Zur Verbesserung der Eisenaufnahme durch den Magen-Darm-Trakt: **Ventri-Loges Tropfen**, 3 x 15, ca. ½ - ¼ Std. vor dem Essen (oft liegt Stuhlverstopfung vor). Wird Eisen nicht vertragen (Magendruck) oder treten Stuhlverstopfungen auf: **Bärlauch-Eisen-Kapseln** 3 x 1-2 . Blutarmut durch zu häufige oder zu starke Monatsblutungen: Zusätzlich nüchtern 40 Tropfen **Agnolyt**. Bei allergischen Faktoren: **Infikausal**, 3 x 20 Tropfen. Blutarmut durch Milzstörungen (oft sind hier auch die Blutplättchen, die Thrombozyten, erniedrigt): **Aktivierter Bockshornklee**, 1-2 x tägl. jeweils 3 Kapseln. Dieses Mittel enthält auch sehr viel Kupfer. Kupfer mobilisiert Eisen. Fehlt Kupfer, kann selbst	Ursachen klären: Chronische innere Blutungen? Zu starke Regel? Chronische Infekte? Zu wenig Eisen in der Nahrung? Nahrungseisen wird vom Magen-Darm ungenügend aufgenommen? Starke Medikamente? Kupfermangel?

Organ Krankheit Beschwerden	Naturheilmittel	Besonderes
	bei normalem Eisenspiegel Blutarmut auftreten. Aktivierter Bockshornklee führt nach einigen Wochen zum Anstieg der roten Blutkörperchen. Ein weiteres Milzmittel: **Hausmann´s Komplex 87,** 3 x 20 Tropfen.	
Blutarmut durch Vitamin B 12-Mangel	**Sanddorn B 12 Kapseln**, täglich 3-6 Kapseln (Sanddorn ist auch reich an anderen Vitaminen der B-Gruppe - B 1, B 2, B 6 u.a. -, Vitamin C, Vitamin A, Carotin und Vitamin E.). Bei fortgeschrittenen Fällen, der sog. "Perniciösen Anämie", ist es oft erforderlich, Vitamin B 12 zu injizieren. Danach bilden sich die netzartigen, jugendlichen roten Blutkörperchen. Häufig ist eine zusätzliche Behandlung der Leber erforderlich.	Ursache ist ein Mangel von B 12-Vitamin in der Nahrung oder Vitamin B 12 wird durch den Magen-Darm-Trakt ungenügend aufgenommen. Bei fortgeschrittenen Fällen meist älterer Menschen, wird nicht selten gar kein Vitamin B 12 durch den Magen-Darm aufgenommen. Hierbei fehlt die Magensaftabgabe völlig.
Blutvermehrung	Von geübtem Behandler **Aderlässe** durchführen lassen. Ca. in 14-tägigen Abständen 400-500 ml., mind. 20 x. Wenn genügend Blut entnommen wird, schwindet der Reiz zur Blutneubildung, weil das hierfür notwendige Eisen durch die Blutentnahmen verloren wurde.	Ursache ist die Zellvermehrung des Knochenmarks mit übersteigter Bildung von roten und weißen Blutkörperchen. Stets ist eine Milzschwellung vorhanden. Durch Blutvermehrung wird das Blut zu dick. Dabei kann hoher Blutdruck, Schwindel, Nasenbluten, sowie das Auftreten von Schlaganfall und Herzinfarkt begünstigt werden.
Störungen der weißen Blutkörperchen	Regenerierung des Darmes und der Darmflora: Siehe 10. Darm "Krankhafte Darmflora". Morgens 3 Kapseln **Aktivierter Bockshornklee,** (regt die Milz und das Lymphsystem an). **Toxi-Loges,** (stimuliert das Immunsystem und wirkt bei infektiö-	Weiße Blutkörperchen sind vermindert bei Virusinfekten, schlechter Abwehrlage, Cortison-Therapie und Streß. Eine Vermehrung der weißen Blutkörperchen findet sich häufig als normaler Abwehrvorgang bei Entzündungen.

210

Organ Krankheit Beschwerden	Naturheilmittel	Besonderes
	sen Erkrankungen) 3 x 20-40 Tropfen oder 3 x 2-4 Tabl.- Prinzipiell muß sich die Therapie stets gegen das Grundleiden richten.	Bei Leukämie, der sog. "Weißblütigkeit", wird das Blut mit unreifen weißen Blutkörperchen überschwemmt. Ursache ist ein tumoröses, bösartiges Geschehen des Blutsystems.
20. Grippe **Infekte**	Bei grippalen Infekten durch Abwehrschwäche und Viruserkrankungen: **Toxi-Loges**, akut: Zu Beginn 45 Tropfen oder 3-4 Tabl., stündlich 20 Tropfen oder 1-2 Tabl. Chronisch: 3 x 20 Tropfen oder 3 x 1-2 Tabletten. Wenn durch Nässe und Unterkühlung: **Löwe Komplex Nr. 11**, akut: zu Beginn 40-50 Tropfen, dann stündl. 10-20, chronisch: 3 x 20, Husten und Bronchitis: **Roth´s Ropulmin Tropfen,** 3 x 20-40 Tropfen. Erkältungen aus dem Nasen-Rachenraum stammend (Stirn- und Nebenhöhlen-, Mandel-, Hals- und Kehlkopfentzündung, Reizhusten, bronchiales Asthma): **Roth´ s RKT Tropfen,** 3-4 x tägl. 20 Tropfen. Herdbedingte Infektionen oder durch Herde geschwächtes Immunsystem (s. 8. "Verborgene Krankheitsursachen"): **Löwe Komplex Nr. 5**, 3 x 20 Tropfen.	Stets ursächliche Behandlung. Bei jeder akuten Infektion ist die Nierenfunktion zu unterstützen. Oft ist die Herz-Kreislauffunktion geschwächt und dann zu aktivieren.
21. Gelenkleiden	*Allgemeines:* Gelenkerkrankungen werden unter dem Sammelbegriff "Rheumatischer Formenkreis" eingereiht. Ursachen sind Verschlackungen und Übersäuerungen des Bindegewebes. Meist ist die Nieren- und Milzfunktion eingeschränkt. Fehlernährung, Zuckermißbrauch, Bewegungsmangel, Gelenküberlastung durch Übergewicht, Muskel- und Bänderschwächung durch mangelhafte körperliche Aktivität, schaffen einen günstigen Krankheitsboden. Bei Gicht ist der Blutharnsäuregehalt erhöht. Rheuma oder Gicht können kleine und große Gelenke einschließlich der Bandscheiben-	

Organ Krankheit Beschwerden	Naturheilmittel	Besonderes
	apparaturen, der Wirbelknochen sowie das Bändergewebe verändern und Fehlstellungen hervorrufen. Besteht das Leiden lange Zeit, endet es im Gelenkverschleiß (Arthrose). Viele Gelenkleiden sind auf Durchblutungsstörungen zurückzuführen. Hierbei wird das Gewebe unzureichend mit *arteriellem*, sauerstoff- und nährstoffreichem Blut versorgt und die Gewebsschlacken ungenügend durch das *venöse* Blut entsorgt. Bevor ein Aufbau der Knochen-, Knorpel- und Bandapparate durch geeignete Mittel vorgenommen wird, empfiehlt es sich, das befallene Bindegewebe zu entschlacken und die Entzündungen abzubauen. Beginnen die ersten Gelenkbeschwerden im Frühling, ist die Leberfunktion zu stärken. Ganz selten treten Gelenkbeschwerden erstmalig im Sommer auf. Hierbei wären Herz, Dünndarm und das Venensystem in die Therapie einzubeziehen. Im Spätsommer oder im Frühherbst einsetzende Gelenkerscheinungen bedürfen meist noch einer Therapie von Milz und Bauchspeicheldrüse. Treten sie im Herbst erstmalig auf, sollte die Dickdarm- und Lungenfunktion gestärkt werden. Beginnen die ersten Gelenkbeschwerden im Winter, ist die Nierenfunktion zu verbessern.	
Rheuma und Gicht	Grundsätzlich die Durchblutung verbessern: Siehe 7. Gefäße unter "Arteriosklerose". **Aktivierter Bockshornklee** verbessert die venöse Zirkulation und die bei Gelenkleiden wichtige Milzfunktion: 1-2 x tägl. 3 Kapseln (morgens bzw. mittags). **Rheuma-Loges**, 3 x tägl. 20-40 Tropfen, Gelenkleiden aufgrund mangelhafter Nierenfunktion: **Löwe-Komplex Nr. 7, Löwe-Komplex Nr. 8**, 3 x tägl. aus jeder Flasche 20 Tropfen. Gelenkstörungen aufgrund mangelhafter Leber- und Herzfunktion: **Infi-Ononis** Tropfen 3 x 20-40. Bei entzündlich rheumatischen Leiden ist oft der Eisenspiegel erniedrigt. Zu wenig Eisen schadet der Immunabwehr: **Ferro-Folgamma Kapseln** 3 x 1-2. Zur Anregung des Stoffwechsels und Abbau von Körperfett: **Sanddorn B 12 Kapseln**, 3-6 täglich. Rheumatische Leiden aufgrund von unerkannten Krankheitsherden: **Löwe-Komplex Nr. 5**, 3 x 20 Tropfen, oft machen sich hiernach die unerkannten Herde durch Ziehen, Schmerzen oder sonstige Erscheinungen bemerkbar. Dann die Dosis auf 3 x 40 Tropfen steigern.	

Organ Krankheit Beschwerden	Naturheilmittel	Besonderes
Gelenkverschleiß (Arthrose)	Bei Verschleißerscheinungen, Wirbelsäulen- und Bandscheibenschäden und Vitalitätsverlust: **Anabol-Loges Kapseln**, zu Beginn 3 x 4, bei Besserung 3 x 2 (enthalten Vitamin E, Magnesiumphosphat, Kieselsäure, Kaliumchlorid und Johanniskrautextrakt. Johanniskraut hellt die Stimmung auf und fördert die Entkrampfung der Muskulatur und Bänder). Bei allen Gelenk-, Bänder- bzw. Muskelleiden (Bindegewebserkrankung) Milzfunktion kräftigen**: Aktivierter Bockshornklee morgens** 3 Kapseln und/oder **Hausmann´s Komplex 87**, 3 x 20 Tropfen. Häufig besteht ein allgemeiner Mineralmangel des Bindegewebes (im Blut meist nicht nachweisbar): **Calcium cum N Drg.**, 3 x 5 (enthalten Calcium, Kalium, Magnesium, Kupfer und Eisen). Grundsätzlich Durchblutung verbessern. Siehe 7. Gefäße.	

Kapitel 15

Krebs ist vermeidbar – Wissenswertes und Therapien

• Krebs ist kein begrenztes Leiden • Krebs wird verhindert, nicht besiegt • Wie man der Krankheit entgehen könnte • Was wirkt dem Krebs entgegen • Druck schafft Tumore • Gibt es eine "Standardtherapie"? • Kostenlose Krebsverhütungsmittel • Was sonst noch wichtig ist • Welche Naturheilmittel können helfen? • Die Milz ist auch ein Krebsschutzorgan • Ändere das Leben und entgehe dem Krebs

Selbsterkenntnis gibt dem Menschen
das meiste Gute,
Selbsttäuschung aber
das meiste Übel.

Sokrates (469 - 399 v. Chr.)

Frühverhütung als Chance

Krebs ist keine örtliche, sondern eine Allgemeinerkrankung. Wäre Krebs ein lokal begrenztes Leiden, könnten keine abgelegenen Tochtergeschwülste auftreten. Diese sogenannten Metastasen finden sich jedoch weit abseits vom ursprünglichen Tumor. Bei bösartigen Magen-Tumoren siedeln sich z. B. Krebsableger häufig in die Beckengegend, die Eierstöcke oder die Leber ab. Metastasen in der Lunge oder den Knochen sind oft das erste Zeichen eines bösartigen Nieren-Tumors. Tochtergeschwülste können ausgedehnter auftreten als die ursprüngliche Erstgeschwulst. Gar nicht selten macht sich das Krebsleiden erst durch die Metastase bemerkbar. Werden Krebsgeschwülste chirurgisch weiträumig entfernt oder durch Chemo-Therapie und Bestrahlung "eingeschmolzen", wachsen nicht selten an entfernten Körperstellen Tumore nach. Dieser Sachverhalt spricht ebenfalls für eine Allgemeinerkrankung. Fortgeschrittene Krebserkrankungen sind auch durch eine biologische Therapie kaum noch aufzuhalten.

In über 25 Jahren Praxis habe ich oft die Erfahrung gemacht, daß Krebskranke, die eine naturheilkundliche Behandlung wünschen, die übliche schulmedizinische Therapie bereits hinter sich hatten. Einige von ihnen wollten ihre körperliche Verfassung verbessern, andere wurden schon aufgegeben oder waren "ausbehandelt".

35 % aller Deutschen erkranken an Krebs, 27 % sterben an ihm. Diese traurigen Zahlen beweisen, daß Therapeuten langfristig kaum über eine wirksame Waffe gegen diese Geißel verfügen. Die seit Jahrzehnten propagierten Aufrufe zur Früherkennung und zur Vorsorgeuntersuchung konnten die besorgniserregende Krebsverbreitung nicht eindämmen. Selbst die Gründerin der Deutschen Krebshilfe, die Ärztin Frau MILDRED SCHEEL, starb an dem Tumor, den sie durch Früherkennung zu verhüten glaubte. Das zeigt die Tücke dieser Krankheit.

Meines Erachtens liegt die wirkliche Chance, diesem bösen und hinterhältigen Leiden beizukommen, in der *Frühverhütung.* Hierbei hilft die Erkennung der Disposition wesentlich. In "Äußere Kennzeichen innerer Erkrankungen" habe ich durch authentische Bilder die sieben Früh- oder Dispositionszeichen des Antlitzes sowie zwei Spätmerkmale bereits vorhandener Krebse gezeigt und erläutert. Jeder Mensch, besonders der Disponierte, kann noch das Ruder herumwerfen und durch Umstellung seiner Ernährung, Vermeidung von Genußgiften, Änderung seines krankheitsfördernden Verhaltens und letztlich durch eine biologische Therapie den Ausbruch schwerer Leiden **verhindern**.

Umweltgifte, chemische Schadstoffe, verfälschte und chemiebelastete Nahrungsmittel, Radioaktivität, Rauchen, Alkohol, Industrie-, Auto- und Flugzeugabgase, vitalstoffarme, unnatürliche Nahrung, chemisch behandelte und zuckerhaltige Nahrungsmittel, konservierte oder aufgewärmte Speisen schwächen Organe, Körper und Immunsystem. Jedes Übermaß an Nahrung ist schädlich. Man hüte sich vor zu heißen und zu kalten Speisen und Getränken sowie vor zu schnellem Essen. Aber auch Streß, Lärm, Hektik, immer mehr haben wollen, Schlafen über Reizzonen oder in der Nähe von starken elektrischen Spannungsfeldern, unnötige Röntgenuntersuchungen, Übergewicht, viele chemische Medikamente, Herderkrankungen, überflüssige oder zu totale Operationen fördern die Krebsentstehung. Abkehr von einem übertriebenen Materialismus und ein harmonisches Sicheinfügen in die Natur wirken dem Krebs entgegen.

Weil chronische Entzündungen einen Dauerreiz auf die Zellen ausüben, sollten auch diese durch sinnvolle Therapie beseitigt werden. Auch **chronische Druckzustände** z.B. durch schlecht sitzende Zahnprothesen, Druck, den die Speisen des überladenen Magens auf die Magenwände ausüben, Druck zu enger Büstenhalter, Druck der vermehrten, ungenügend ausgeschiedenen Kotmassen des Mastdarms sowie auch "seelischer Druck" sind nicht selten Wegbereiter des Krebsleidens. Bei sehr vielen Krebskranken fand ich eine ängstliche Wesensart, zu große Gleichgültigkeit gegenüber Ungerechtigkeiten oder lebensfeindlichen Auswüchsen unseres Gesellschaftssystems. Andauernde depressive Verstimmungen fördern die Tumorentstehung. Hat sich eine Geschwulst bereits entwickelt, verstärkt das Leiden die depressive Stimmung.

Da Krebs eine Allgemeinerkrankung ist, ergreift er zuerst das Organ mit der geringsten Widerstandskraft. Dieses Organ oder dieser Organabschnitt läßt sich oft chirurgisch entfernen. Der Krebs ist damit noch nicht beseitigt. Er befällt dann das zweitschwächste Organ. Die Chemotherapie greift nicht selten das gesunde Gewebe mehr an als das kranke. Nur die herabgesetzte Widerstandskraft der Zellen des schwächsten Organs schafft die Voraussetzung dafür, daß dieses Gewebe entartet und sich in ein bösartiges verwandelt. Die noch gesunden Zellen wehren sich nicht gegen das zerstörerische, planlose und egoistische Wachstum der Krebszellen. Krebsspezialisten nennen diesen Vorgang "Rekrutierung".

Bei der Schulmedizin dominieren in der Krebsbehandlung Operation, radioaktive Bestrahlung und Chemotherapie. Solche Verfahren werden einzeln oder kombiniert gehandhabt. Diese Maßnahmen schränken die Lebensqualität nicht selten erheblich ein, und mit den langfristigen Ergebnissen sind alle Beteiligten sicher nicht zufrieden.

Auch eine ganze Reihe von biologischen Therapiekonzepten wurden in Jahrzehnten erarbeitet. Diese Therapien werden einerseits noch heute angewandt, andererseits verworfen oder sie gerieten in Vergessenheit. Ich stehe eingefahrenen "Standardtherapien" sehr skeptisch gegenüber. Sie differenzieren nicht zwischen der speziellen, immer anders gearteten Persönlichkeit und der Krankheit. "Standardtherapien" werden oft dogmatisch gehandhabt. Sie vernachlässigen auch nicht selten die schwachen Organe und Systeme und versäumen es dann, diese gezielt durch biologische Medikamente zu stärken. Klagt ein Kranker mit z.B. extrem schmalen Lippen oder schmaler Oberlippe über Beschwerden, die jeder Behandlung trotzen, so liegt das oft daran, daß die Magensäureabsonderung und die Sekretion von Verdauungsfermenten der Bauspeicheldrüse vermindert ist, im Darm zuviel Gärungs- und Fäulnisgifte entstehen und den Körper unbemerkt überschwemmen. Behandelt ein wissender Therapeut nun die sich äußerlich abzeichnende Schwachstelle, geht es dem Kranken prompt besser. Nichts passiert im Innern des Körpers, was dieser nicht äußerlich zeigt. Für den, der es nicht versteht, diese frühen Störungs- und Dispositionszeichen zu lesen, entwickelt sich ein Dilemma. Denn: In der Vorphase körperlicher Krankheitsmanifestation, bei Organschwächen oder funktionsgestörten Organen wird durch die übliche klinische Labor- und Gerätediagnostik noch nichts gefunden.

Die besten Krebsverhütungsmittel sind die, die nichts kosten: Mäßigkeit, "der beste Arzt ist jederzeit, des Menschen eigene Mäßigkeit" sagt ein altes Sprichwort. Regelmäßige körperliche Anspannung und Entspannung. Das heißt, dem Verbrauch der körperlichen oder geistigen Betätigung muß die Regeneration der Ruhe und des Schlafes folgen. Sich einstellende Tiefphasen oder Müdigkeit mit Bohnenkaffee oder schwarzem Tee zu bekämpfen, stiehlt dem Organismus die Regeneration und raubt seine Lebenskraft.

Der Mensch braucht Aufgaben, Arbeit die ihm Freude bereitet. Wird die Arbeit nur noch als Mittel zum Zweck angesehen, als "Job", so führt das zu Lethargie und zur

Langeweile. Lethargie und Langeweile schwächen das Immun-System. Er gibt keine minderwertige Arbeit. Jede Tätigkeit ist wichtig. Wer bei seiner Arbeit Details sieht und sie gründlich, nicht oberflächlich verrichtet, wertet sie auf. Die Langeweile bei "eintöniger Arbeit" verschwindet in den allermeisten Fällen, wenn sorgfältig und gewissenhaft geschafft wird. Der Tätige wertet aber nicht nur seine Arbeit, sondern sich selber auf. Die erhöhte Wertschätzung seiner Person stärkt sein Selbstbewußtsein und hiermit sein Immunsystem. Verlangt ein Arbeitgeber, daß zuviel Arbeit in zu kurzer Zeit erledigt wird, so hilft oft ein offenes Gespräch. Hierbei überzeugt häufig das Argument, daß durch den hohen Druck mehr Zeit für die Korrektur der Fehler verwandt wird als durch die hektische Ausübung von Tätigkeiten eingespart wird.

Gelassenheit ist eine wichtige Voraussetzung für Gesundheit. Die eigene Person ist nicht der Mittelpunkt der Welt.

Folgende Substanzen gelten als wichtige Krebsverhütungsmittel: Vitamin A, C, B und E. Ferner die Spurenelemente Selen, Kupfer und Zink. Gelegentlich wird auch Germanium und Lithium empfohlen. Vitamin C, E und Selen hemmen die "Freien Radikale". "Freie Radikale" entspringen den Nebenwirkungen des Sauerstoffes. Sauerstoff spendet nicht nur Leben, er läßt auch Eisen rosten, Felsen verwittern und ernährt jedes zerstörende Feuer. Vitamin A und E, Magnesium, Zink, Selen und Kupfer sind im Zusammenhang mit Brustkrebs wichtig. Magnesium wird für die Funktion von über 300 Enzymen benötigt. An all diesen Stoffen hätten wir keinen Mangel, wenn wir uns vollwertig ernähren würden.

Der verstorbene Prof. WEIß, der ein Standardwerk über Heilpflanzen verfaßte, empfahl zusätzlich Bittermittel. Ein gutes pflanzliches Bittermittel-Fertigpräparat ist: *Ventri-Loges Tropfen*. 3 x täglich 10-15 Tropfen ca. $1/2 - 1/4$ Std. vor den Mahlzeiten auf etwas warmes Wasser.

Verbreitet ist die Zahl derer, die die *Misteltherapie* empfehlen. Andere setzen auf aufbereitete *Tier-Thymus-Drüsen*. Eine Zeit lang wurde dem Teepilz *Kombucha* große Wirkung zugesprochen. Wegen des meist hohen Zuckeranteils halte ich ihn für eher ungeeignet, wenn nicht sogar für schädlich. Ich selber habe beobachtet, daß Krebskranke gut auf Eisenpräparate ansprachen. Nicht selten besserte sich nach Eisengaben ihr Kräftezustand, der Appetit und das Blutbild. Gute Präparate sind *Ferro-Fol-*

gamma-Kapseln, 3 x tägl. 1-2 oder *Bärlauch-Eisen-Kapseln*, 3 x 1-2. Bei letzterem Mittel ist der Eisenanteil nicht so hoch, er wird aber problemlos vertragen und so gut resorbiert, daß keine Schwarzfärbung des Stuhls auftritt. Eisenreich sind auch die Anthrozyan-Farbstoffe wie sie reichlich in der *Roten Beete, Heidelbeeren, Blaubeeren* und *Holunder* vorkommen.

Grundtherapie ist die Verbesserung des Gefäßsystems, damit die in dem Blutstrom enthaltenen Vitalstoffe und der Sauerstoff an die Zellen gelangen. *Bärlauch-Frischblatt-Granulat*, also Wildknoblauch, erhöht die Zirkulation von Blut und Lymphe (bei Gesunden gemessen) um 32 %. Dieses Präparat wirkt auch günstig auf die Darmflora. Es vernichtet die krankmachenden Darmbakterien und -pilze und läßt die gesundheitsfördernden unangetastet. Ähnlich wirkt auch *Knoblauch*, nur hier steht die Geruchsentwicklung der Einnahme häufig entgegen. Ein gesunder Darm und eine normale Darmflora sind Grundvoraussetzungen für Gesundheit. Der Darm erzeugt 60 bis 70% der körperlichen Immunschutzstoffe durch Bildung der Antikörper bzw. 'Immunglobuline' und Aktivierung von Freßzellen, der 'Makrophagen'. Süßigkeiten und ein Übermaß tierischer Eiweiße vermehren die giftigen Gärungs- und Fäulnisgase im Darm. Diese werden von den Darmwänden aufgenommen und verteilen sich im Körper.

Gechlortes Wasser, Konservierungsmittel, künstliche Aromastoffe, und besonders Medikamente wie Antibiotika und Sulfonamide verursachen eine Entartung und Degeneration lebenswichtiger Darmbakterien. Antibiotika und Sulfonamide werden viel zu häufig bei bakteriellen Infektionen von Ärzten verordnet. Sie nehmen dem Körper die Arbeit ab, sich selber mit der Infektion auseinanderzusetzen. Geschieht dies wiederholt, geht der Trainingseffekt des Immunsystems verloren und die Abwehr wird schwach. Ein schwaches Immunsystem ist eine Grundvoraussetzung für Krebsentwicklung. Eine zentrale Rolle im Immunsystem spielt das Zink. Deshalb kann durch ständige Zufuhr von Zink das Immunsystem nachhaltig gestärkt werden (täglich, am besten abends 1 Dragee oder 1 Brausetablette *Zinkit 10*).

Wichtig ist eine gute Funktion der Körperentgiftung durch Leber, Niere, Darm, Haut (die dritte Niere) und Lunge. In den therapeutischen Spalten wurden diesbezüglich Mittel empfohlen. Eine gute Lungentherapie erhält der Leser umsonst: Viel Bewegung und Anstrengung, möglichst in frischer Luft, sorgt für einen stark vermehrten Gasaustausch. Die Lungen können mehr Sauerstoff aufnehmen und an das Blut abgeben. Gleichzeitig wird das venöse, schlackenbehaftete Blut durch Abatmen von Kohlendioxyd entlastet und damit der Körper entsäuert.

Auch die Milz ist eine wichtige Bastion in der Abwehr von Krankheiten und Krebs. Die Milz ist die größte Lymphdrüse. Sie bildet in ihrem "weißen Gewebe" eine besondere Form von weißen Blutkörperchen, die Lymphozyten. Lymphozyten sind wichtige Helfer für Heilphasen des Körpers. Sie beherrschen das "weiße Blutbild" mit 20-30 %. Eine biologische Therapie der Milz fördert die Produktion gesunder Lymphozyten und stärkt damit das Immunsystem. Die Milz produziert eine solch große Immunität, so daß sie selber nicht vom Krebs befallen wird. Süßes zerstört die Milzkraft, Bitteres stärkt sie. Gute Milzpräparate sind *"Hausmanns Komplex 87"*, 3 x 15-20 Tropfen und/oder *"Aktivierter Bockshornklee"*, täglich 3 Kapseln. Aktivierter Bockshornklee führt nach Wochen auch zu einer mäßigen Vermehrung der roten Blutkörperchen.

Bei Menschen, denen die Milz operativ entfernt wurde, treten wesentlich häufiger lebensbedrohliche, bakterielle Infektionen auf. Kinder oder Kranke mit Tumoren des Lymphsystems sind nach der chirurgischen Entfernung der Milz besonders stark bedroht. Bei Menschen, denen die Milz aufgrund einer inneren Verletzung durch Unfall entfernt wurde, ist das Risiko etwas geringer.

Die geschilderten vorbeugenden Maßnahmen können den Ausbruch von Krebs, aber auch von anderen tödlichen Krankheiten wie Herzinfarkt, Schlaganfall, Nieren- oder Leberversagen, Herzmuskelschwäche, Zuckerkrankheit u. a. verhindern. "Vorbeugen ist besser als heilen".

Wichtig ist eine Umstellung der Ernährung. Je mehr die Nahrung den ursprünglichen Zustand besitzt, desto mehr Vitalstoffe und Lebenskraft stecken in ihr. Hochgezüchtete, geschönte, industriell veränderte Nahrung verliert immer mehr von ihrer Lebenskraft. Diese Nahrung ist ausgelaugt, arm an Vitaminen, Mineralien, Spurenelementen, halbtot oder ganz tot. Da die Vitalstoffe fehlen, haben Menschen, die sich mit solchen Stoffen ernähren, fast immer Hunger. Was sie allerdings hierbei reichlich bekommen, sind Kalorien. Die Menschen werden übergewichtig und sind dennoch unterernährt.

"Aber biologische Lebensmittel sind zu teuer" wird häufig entgegnet. Das stimmt nur vordergründig. Durch den höheren Gehalt an Vitalstoffen tritt eher Sättigung ein, und es wird weniger gegessen. Man kommt auch mit weniger aus, und dennoch steigert sich das körperliche Befinden und die Ausdauer. Daneben wird man gesünder und verliert Übergewicht.

Übergewicht verursacht eine Kettenreaktion: Der hohe Druck des Körpergewichtes nutzt Gelenke und Wirbelkörper vorzeitig ab. Die Gelenkprobleme führen dazu, daß sich die Kranken nur noch mangelhaft bewegen können. Dieser Vorgang fördert das Übergewicht erneut. Der Herzmuskel wird durch mangelhaftes Training schlaff und schwach. Er schafft es nicht mehr, den übergewichtigen Körper über das Blut und den Kreislauf zu ver- und zu entsorgen. Schlacken bleiben als Müllhalden im Körper liegen und belasten zunächst die widerstandsärmsten Organe. Im trägen Blutfluß schwimmen zu viele Fette und Eiweiße und verkleistern das Röhrensystem der Gefäße. Dabei entwickelt sich häufig ein zu hoher Blutdruck. Gegen diesen erhöhten Blutdruck muß das bereits geschwächte Herz noch mehr anpumpen und wird durch Überlastung weiter geschädigt.

Man kann an vielen Stellen sparen. Z.B. weniger neue Mode, weniger Schmuck, Einsparung von Genußmitteln, einige Tage weniger aufwendiger Urlaub, nicht ständig das neueste Automodell besitzen. Nur an der qualitativen Ernährung sollte nicht gespart werden. In jedes Geschäft, welches Gewinn abwerfen soll, muß zunächst investiert werden. Für die Investition in die Ernährung gibt es eine große Gegenleistung: Die Gesundheit. Was sie wert ist, bemerkt der Mensch meist erst, wenn er sie verloren hat.

Literaturverzeichnis

Angerer, Josef
Handbuch der Augendiagnostik
Verlag Tibor Marczell, i.L., Moosburg

Bach, H.-D.
Äußere Kennzeichen
innerer Erkrankungen
BIO Ritter GmbH, Verlag und Versand,
82327 Tutzing

Bach, H.-D.
Krankheit und Zunge
BIO Ritter GmbH, Verlag und Versand,
82327 Tutzing

Bach, H.-D.
Sinn der Krankheit
BIO Ritter GmbH, Verlag und Versand,
82327 Tutzing

Bach, H.-D.
Ophthalmotrope Phänomenologie, Band 6
Die ophthalmotrope Umwelt
Herausgeber Josef Angerer
Verlag Tibor Marczell i.L., Moosburg

Fleck, F.G.
Kattwiga-Atlas der Pathophysiognomik
Herausgeber P.Z. Zittlau, Nordhorn

Höting, Hans
Die sechs heiligen Laute
Verlag Hermann Bauer, Freiburg i.B.

Konz, Franz
Der große Gesundheits-Konz
Universitas Verlag in F.A.
Herbig Verlagsbuchhandlung, München

Kothari, Manu L./Mehta, Lopa A.
Ist Krebs eine Krankheit? (vergriffen)
Rowohlt Verlag, Reinbek bei Hamburg

Kupfer, Amandus
Grundlagen der Menschenkenntnis
Studienband 2,
Carl-Huter-Verlag, Schwaig bei Nürnberg

Overzier, Claus
Systematik der Inneren Medizin
Georg Thieme Verlag, Stuttgart

Pschyrembel, Willibald
Klinisches Wörterbuch
Verlag Walter de Gruyter,
Berlin - New York

Vasey, Christopher
Das Blut-Geheimnis
Verlag der Stiftung Gralsbotschaft,
Stuttgart

Wörwag-Pharma, Stuttgart
zur Verleihung des Wörwag-Preises:
"Sind Plasma-Werte aussagekräftige
Parameter für die Beurteilung der
Vitamin- und Elektrolyteversorgung?"

H.-D.Bach
Äußere Kennzeichen
innerer Erkrankungen
Band 2

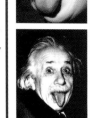

Krankheit und Zunge

Farbatlas und Lehrbuch
der Zungendiagnostik

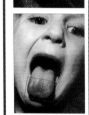

Mit über 500 naturheilkundlichen
Therapie-Empfehlungen

SONDERKAPITEL
Zunge, Milz, Antlitz, Körper

H.-D. Bach
Band II Antlitzdiagnostik

Krankheit und Zunge

Farbatlas und Lehrbuch der Zungendiagnostik. Mit über 500 naturheilkundlichen Therapie-Empfehlungen

Mit diesem Werk aus dem BIO Ritter Verlag legt der bekannte Heilpraktiker Hans-Dieter Bach den zweiten Band der Reihe 'Äußere Kennzeichen innerer Erkrankungen' vor. Auch hier geht es um die wichtige Wiederbelebung einer Diagnosemethode, die zwar in der praktizierten Medizin bekannt ist, deren umfangreiche Möglichkeiten jedoch kaum genutzt oder auch nur beachtet werden.

Durch jahrelange praktische Beobachtung hat H.-D. Bach herausgefunden, daß nicht nur die berüchtigte 'belegte' Zunge Signal für bedeutende körperliche Vorgänge und Veränderungen ist. Sondern daß die Zunge buchstäblich eine eigene Sprache spricht, die man verstehen lernen kann.

Diese besondere Art von Sprachkursus

hat sich H.-D. Bach selbst verordnet, nachdem er in der zweiten Hälfte der 80er Jahre die Entdeckung machte, wie sich bei seinen Patienten auch die Zungenoberfläche veränderte, wenn sie körperliche und gesundheitliche Veränderungen durchmachten.

Eine der herausragenden Erkenntnisse bei der folgenden intensiven Beobachtung und Untersuchung dieses Phänomens: Die Zunge zeigt zuverlässig nicht nur organische sondern auch funktionelle Leiden an.

Schlagartig wurde H.-D. Bach die Tragweite dieser Entdeckung bewußt. **Nun war bzw. ist es möglich, ohne aufwendige technische, oft unzuverlässige Hilfsmittel krankhafte Organveränderungen und -schwächen zuverlässig zu diagnostizieren und eine gezielte Therapie zu beginnen.**

Schon aus diesem Grund - weil die medizinisch-technischen Geräte gerade bei der großen Gruppe der funktionellen Krankheiten und Störungen versagen - hat es sich H.-D. Bach zur Aufgabe gemacht, seine umfassenden, in der Praxis immer wieder bestätigten Erkenntnisse in diesem nun vorliegenden Lehrbuch und Farbatlas für Therapeuten und interessierte Laien zusammenzufassen.

Darin beschreibt er u.a.: Zunge und Mundhöhle - Spiegelbild innerer Vorgänge des Gesamtorganismus ● Die Zunge als Spiegelbild wechselnder Lebensphasen ● Zungenbeläge ● Größen- und Formveränderungen der Zunge ● Teilveränderungen von Zunge und Papillen ● Verschiedene Merkmale der Zunge ● Zunge, Milz, Antlitz, Körper.

Das Buch von H.-D. Bach 'Krankheit und Zunge' enthält außerdem auf 33 Seiten einen wertvollen, übersichtlich gegliederten Wegweiser für biologische Therapien, aufgeschlüsselt nach den Stichworten 'Organ-Krankheit-Beschwerden' für 22 Krankheitsgruppen.

Krankheit und Zunge,
180 Seiten, 87 farbige Bilder
Best.-Nr. 659,   DM 98,—
ISBN 3-920788-34-6

H.-D. Bach
Band I Antlitzdiagnostik

Äußere Kennzeichen innerer Erkrankungen

Antlitzdiagnostik
Visuelle Diagnostik
Krebsfrühzeichen des Antlitzes
Biologische Therapie
Der unentbehrliche Ratgeber für Heiler, Kranke und alle, die gesund werden und bleiben möchten

Das Äußere des menschlichen Körpers, einschließlich des Gesichts und der Gliedmaßen, ist wie ein Atlas des gesamten Organismus. Heilpraktiker Hans-Dieter Bach hat in über 25 Praxisjahren die Methode der Diagnostik äußerer Kennzeichen vertieft und weiter ausgebaut. Heute weiß er: **Auch schwere Erkrankungen wie Krebs zeichnen sich - in des Wortes wahrster Bedeutung - schon Jahre vor dem Ausbruch der Krankheit deutlich sichtbar ab.**

Diese Signalsprache unseres Organismus hat Hans-Dieter Bach anhand vieler markanter Beispiele dokumentiert. Seit vielen Jahren demonstriert der Autor in Vorträgen vor größerem Fachpublikum, daß Krebskranke schon Jahrzehnte vor Ausbruch ihres Leidens markante Antlitzveränderungen aufweisen. Diese Beobachtungen gibt er nun in der überarbeiteten 7. Auflage von 'Äußere Kennzeichen innerer Erkrankungen' an die Leser weiter. Alle Fälle werden durch Farbfotos aus eigener Praxis dokumentiert.

Bach fordert, diese frühen Hinweise zu nutzen, um somit durch vorbeugende Maßnahmen - Ernährungsumstellung, Vermeidung von krankheitsfördernden Gewohnheiten u.a. - den Ausbruch einer ernsten Krankheit zu verhindern. Sinngemäß gilt diese Handlungsweise auch beim Vorliegen anderer beschriebener Antlitz- bzw. Körperzeichen, die Krankheiten of-

10. Auflage   H.-D. Bach

Äußere Kennzeichen innerer Erkrankungen

Antlitzdiagnostik
Visuelle Diagnostik
Band 1

Krebsfrühzeichen des Antlitzes

Völlig neu überarbeitet:
Biologischer Therapieteil

Jetzt in der 10. Auflage mit völlig überarbeitetem Therapieteil!

fenbaren. Das Buch von Hans-Dieter Bach 'Äußere Kennzeichen innerer Erkrankungen - Antlitzdiagnostik, Visuelle Diagnostik' (Krebsfrühzeichen des Antlitzes, Biologische Therapie, Schlagwortverzeichnis) ist ein einzigartiger Ratgeber, Lehrbuch und Farbatlas.

'Das einzig wirklich gute und umfangreiche Werk zu diesem Thema' urteilte das Heilpraxis Magazin. Eine wertvolle Hilfe, wenn es darum geht, rechtzeitig vorbeugende Maßnahmen gegen die verschiedensten gesundheitlichen Störungen zu ergreifen. Z.B. durch Ernährungsumstellung, eine veränderte Lebensweise, biologische Therapien.

Äußere Kennzeichen innerer Erkrankungen
Mit dem vollständig überarbeiteten Teil „Biologische Therapie".
360 farbige Bilder, 352 Seiten,
DIN A 4 - Leineneinband.
Best.-Nr. 583,   DM 179,80
ISBN 3-920788-32-X

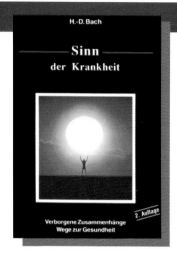

H.-D. Bach

Sinn der Krankheit

3. überarbeitete Auflage

Verborgene Zusammenhänge - Wege zur Gesundheit

Pressestimmen zu „Sinn der Krankheit":

„H.-D. Bach ist mit diesem Buch ein ganz großer Wurf gelungen. Er legt hiermit eine Philosophie der Krankheit aus naturheilkundlicher Sicht vor. Daß bei der Vielzahl der Probleme ein durchschaubarer innerer Zusammenhang besteht, der in leicht faßlicher und flüssiger Diktion durchaus spannend vorgetragen wird, so daß man versucht ist, das Buch in einem Zuge durchzulesen, ist das Verdienst Bachs." *HP-Heilkunde*

„...Plastische Formulierungsgabe kommt dem Autor bei seinem leidenschaftlichen Plädoyer zu Hilfe. Ein wichtiges, ein kämpferisches Buch, das dem modischen Zeitgeist widerspricht. Wenn das nicht notwendig ist?" *Naturheilpraxis*

„Hier wird in leicht faßlicher, flüssiger Ausdrucksweise eine Metaphysik der Krankheit geboten, die zu einem ganzheitlich-kosmischen Denken führen muß. Erfrischend, wie der Verfasser kein Blatt vor den Mund nimmt. Ein mutiges und notwendiges Buch." *Erfahrungsheilkunde*

„Die Ausführungen Bachs, die sich spannender als ein Krimi lesen, zeigen auch die Grenzen der Wissenschaft". *Münstersche Zeitung*

Aus dem Inhalt:
* Krankheit macht rein * Edelsteine, Metalle, Strahlungen * Kritisches Nachdenken kann Leid verhüten * Heimliche Krankheitsursachen * Arzt oder Heilpraktiker: Wer kann es besser? * Gelernt ist weniger als empfunden * Wert und Unwert der Irisdiagnostik * Seelenleben * Geheuchelte Gefühlszustände * Besitz und Gesundheit * Geheimnis des Schlafes * Seelisch krank, nervlich krank, psychisch krank oder verhaltensgestört? * Der Hauptgrund der körperlichen Leiden * Körper, Verstand, Seele, Geist; Wirrwarr oder falsche Begriffe? * Was weiß die Medizin wirklich von den Krankheitsursachen? * AIDS: Wird eine neue Krankheit verstanden? * Bös-artige Leiden, ein Zeitbegriff? * Maskierte Krankheiten * Eine einfache Methode heilt Zivilisationskrankheiten * Krankheit der Traurigen * Alt trotz bösartiger Leiden * Winziges wird oft unterschätzt * Richtiges Verhalten verhindert Krebs * Was wir nicht freiwillig tun... * Sind bösartige Leiden geistige Probleme?

Format DIN A 5, Best.-Nr. 581, 272 Seiten, broschiert, DM 29,80, Euro 15,50, ISBN 3-924673-02-0

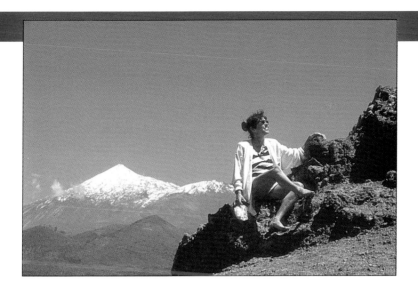

Mit dem Erfolgskurs PSYCHO TRAINING mehr Spaß am Leben

Dieses mentale Trainingsprogramm für zu Hause wurde bereits für Tausende zum Start in ein neues glücklicheres Leben. Schwierigkeiten lassen sich meistern, die zuvor unüberwindbar schienen.

In den eigenen vier Wänden etwas gegen Lebenskrisen tun. Sich Schritt für Schritt aus dem zähen Morast eines scheinbar unbezwingbaren Tiefs herausarbeiten. Endlich wieder einen Hoffnungsschimmer am Horizont entdecken. Neue Energie, neue Zuversicht entwickeln. Zur nötigen inneren Stärke finden, um alle Probleme gelassener anzugehen und sie schließlich zu meistern. Welcher von tausend düsteren Gedanken gepeinigte, verzweifelte Mensch wünschte sich das nicht?

Daß es für solche Situationen eine Hilfe gibt, einen Weg aus der Krise, mag vielen unwahrscheinlich erscheinen. Haben sie doch oft einen jahrelangen Leidensweg hinter sich.

Es ist für einen Außenstehenden kaum nachvollziehbar, welche seelischen Selbstheilungskräfte durch die konzentrierte Lebenshilfe von PSYCHO TRAINING geweckt werden. Welche Blockaden plötzlich wie durch Zauberei verschwinden. Wie sich Lebensfreude und Lebensmut wieder einstellen, wenn sich durch die vermittelten Impulse ein ganz neues Bewußtsein, eine neue Einstellung zum Leben entwickelt.

In vielen Jahren des Studiums westlicher und östlicher Weisheitslehren reifte diese 'Lebenshilfe für den Menschen von heute', aus dem BIO Ritter Verlag, zu ihrer jetzigen Form. Und bereits Tausenden ist es mit ihrer Hilfe schon gelungen, sich am eigenen Schopf aus dem Sumpf zu ziehen.

Wobei dieser modernen Lebensschule auch von Experten - Psychologen, Medizinern, Seminarleitern - überdurchschnittliche Qualitäten bestätigt werden.

So schrieb Medizinalrat Dr. med. Oscar Hammer, Träger des Bundesverdienstkreuzes: "Der Kurs fördert die positive innere

Gestimmtheit und ist eine Kraftquelle zur Bewältigung des Alltags. Er stellt eine Lehre der Lebensordnung dar und trainiert die Persönlichkeit. 'Psycho Training' führt zu neuen Erkenntnissen und Einsichten, bringt mehr Licht in unser Dasein und führt zu einer neuen Lebenseinstellung. Der Kurs vertreibt Zweifel und Verzweiflung. Er gibt uns zu verstehen, daß zu unserer menschlichen Natur ebenso Gesundheit wie Krankheit, Leiden und Tod gehören...“

Oder wie es Dr. Erwin Marcus im Rahmen seiner Beratertätigkeit im Norddeutschen Rundfunk fomulierte:"Der Kurs ist nicht nur für denjenigen geeignet, der im Moment konkrete Schwierigkeiten hat, sondern auch für denjenigen, der sich einfach über eine Intensivierung seines Lebens unterrichten möchte.“

Doch mehr als alles Lob von Experten zählen die Aussagen der Kursteilnehmer, für die mit PSYCHO TRAINING tatsächlich ein neues Leben begonnen hat.

Für mich ist ein Wunder geschehen

„Seit 10 Jahren nahm ich starke Psychopharmaka“, schreibt Astrid S. aus A. „Abends eine ganze Ration. Nie konnte ich auch nur auf eine einzige verzichten. Seit ich 'Psycho Training' mache, wurde bei mir die Stimmung immer besser. Aber dann kam doch wieder eine schlechte Zeit für mich. Trotzdem übte ich jeden Tag, obwohl ich immmer dachte: Es hat bestimmt keinen Sinn mehr.

Ich ging zu einem Neurologen und er sagte zu mir, ich dürfte eine Woche lang nicht arbeiten. Er setzte alle Medikamente ab und nach fünf Tagen sollte ich sie wieder nehmen. Denn dann würden sie wieder voll wirken.

Die ersten beiden Nächte hatte ich sehr zu kämpfen, aber auch die weiteren Tage. Ich bekam häufig Schweißausbrüche wie in der Sauna. Alles hat mich furchtbar angestrengt, auch das Reden mit den Menschen.

Aber während dieser Woche spürte ich, daß ich überhaupt keine seelischen Beschwerden mehr hatte und sogar nach diesen ersten zwei schlimmen Nächten wieder schlafen konnte.

Glauben Sie mir, für mich ist ein kleines Wunder geschehen. Nein, ein großes! Und das habe ich nur dem 'PSYCHO TRAINING' zu verdanken. Für mein restliches Leben werde ich immer wieder in 'PSYCHO TRAINING' nachlesen.“

Eine tägliche Lebenshilfe

„PSYCHO TRAINING ist mit das Beste, was mir in meinem Leben zufallen sollte“, schreibt Waltraud G. aus N. „Ich mußte viel Leid in letzter Zeit erleben. Dank 'PSYCHO TRAINING' ist es mir gelungen, es zu bewältigen. Ich überlasse mich meinem Lebensfluß. Es gelingt mir zwar nicht immer - aber auch das kann ich akzeptieren. Manchmal habe ich so wunderbare Glücksgefühle, wie ich sie nicht beschreiben kann. 'PSYCHO TRAINING' ist für mich eine wahre und tägliche Lebenshilfe.“

Alle Leser, die gern Näheres über 'PSYCHO TRAINING' erfahren - und sich bequem in den eigenen vier Wänden in der hohen Kunst des Lebens üben möchten, erhalten unverbindlich ausführliches Info-Material. So können Sie sich in aller Ruhe über den Inhalt der 40 Brieflektionen informieren und auch eine Leseprobe zum Thema Gelassenheit studieren.

Ferner gibt es außerdem „Das kleine Buch vom glücklichen Leben“: PSYCHO TRAINING - das Taschenbuch zum Erfolgskurs aus dem BIO Ritter Verlag, 185 S., Best.-Nr. 658, DM 14,80, Euro 7,50.
Schreiben Sie an:
BIO Ritter GmbH
Institut für PSYCHO TRAINING,
Monatshauser Str.8, 82327 Tutzing
Tel. 08158/8021, Fax 7142

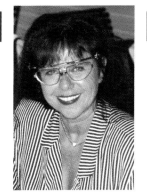

Das BIO Magazin

Gesundheit für Körper, Geist und Seele

Liebe Leserin, lieber Leser

Als Herausgeberin und Chefredakteurin des BIO-Magazins möchte ich Ihnen unsere Zeitschrift mit den besonderen Themen für ein besseres, gesünderes, harmonischeres Leben vorstellen. BIO, seit 15 Jahren auf dem Markt etabliert, gibt zweimonatlich einen Überblick über gesunde, vollwertige Ernährungsweisen und Diäten. ● BIO zeigt auf, wie man mit natürlichen, ganzheitlichen Heilmethoden der Gesundheit auf die Sprünge helfen kann. Und daß es selbst dann oft noch Hilfe gibt, wenn herkömmliche Therapien versagen. ● BIO informiert fesselnd und verständlich über neue Methoden der Meditation, der Seelenheilkunde, gibt Anregungen in Sachen Lebenskunst. ● BIO bringt aktuelle Trends, wenn es um Naturkosmetik, Schönheitskuren und Fitneß geht.

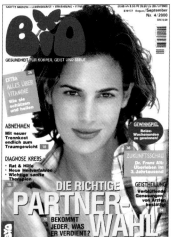

Alle zwei Monate können Sie auf einen reichen Fundus an Erfahrungen und viele nützliche Anregungen und Gedanken zurückgreifen - auch immer wieder nachschlagen, wenn ein Problem auftaucht. Meine Empfehlung: Sichern Sie sich diese so interessante und hilfreiche Lektüre gleich mit dem untenstehenden Gutschein.

Es grüßt Sie herzlich - Ihre

(Monica Ritter)

GUTSCHEIN für Ihr BIO Lesevergnügen

Allen Einsendern dieses Coupons bieten wir Gelegenheit, BIO kostenlos kennenzulernen und gründlich probezulesen.

Das Bio-Abo erhalten Sie für nur DM 46,80 (6 Hefte im Jahr) per Post bequem frei Haus (Ausland DM 52,80). Einfach nebenstehenden Abschnitt ausfüllen.

Sollten Sie sich noch nicht für ein Abo entscheiden können, so teilen Sie uns dies einfach innerhalb von 10 Tagen nach Erhalt des Probeheftes formlos auf einer Karte mit.

Das Heft (neueste Ausgabe) dürfen Sie auf jeden Fall behalten. Bitte keine Vorauszahlung leisten, sondern Rechnung abwarten.

....
Name, Vorname

....
Straße / Nr.

....
PLZ / Ort

....
Unterschrift

Zur Fristwahrung genügt die rechtzeitige Absendung des Widerrufs

(Datum des Poststempels)

....
Datum

....
Unterschrift   JP

BIO Ritter GmbH, Verlag und Versand, Monatshauser Str. 8, 82327 Tutzing, Tel.: 0 81 58-80 21

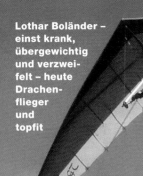
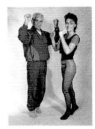

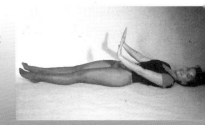